杉山孝博 川崎幸クリニック院長
公益社団法人認知症の人と家族の会副代表理事
監修

認知症の人の不可解な行動がわかる本

講談社

まえがき

二〇一二年に出版した『認知症の人のつらい気持ちがわかる本』は大変評判がよく、認知症の人の周囲の方々が、本人の気持ちがわからず悩んでいらっしゃることを改めて感じました。

前回の本では、認知症の人の「気持ち」に着目したおかげで、ご好評をいただきました。しかし、具体的な対応についてはほとんど述べていません。そこで今回は認知症の人の「行動」に特化し、行動の意味や具体的な対応、介護者ができることについてまとめました。

認知症の人の行動は、じつに不可解です。とくに徘徊や火の不始末など、本人や周囲の人に危険が及ぶ行動には、本当に悩まされます。こういった行動が起こるようになると、介護者は、常に気を張っていなければと自分を追いこんでしまうことが多いようです。なかには、すっかり滅入ってしまう方もいらっしゃいます。

もしあなたが今、認知症の人の行動で苦しみやどうにもならない閉塞した気持ちを抱えているとしたら……。それは、認知症の人の行動を「理解できない」と思うからかもしれません。

確かに認知症の人の行動は不可解です。しかしそれは私たちの常識からすれば、なのです。

認知症の人は、その人なりの世界の中で生きています。そこは、私たちの常識の基準とは少しずれている世界だといえます。認知症の人の世界の常識に当てはめてみれば、どんな行動も、その人なりに考えてのことなのです。

認知症の人の世界や、気持ち、行動の理由を理解することは、一筋縄ではいきません。しかし、人と人とのかかわりで、最も基本的で重要なのは相手の立場や気持ちを理解すること、つまり「思いやり」ではないでしょうか。

本書をお手に取られた方は、すでに「理解したい」という思いやりをお持ちでしょう。本書を通して、その気持ちに寄り添えれば幸いです。

川崎幸クリニック院長
公益社団法人認知症の人と家族の会副代表理事
杉山孝博

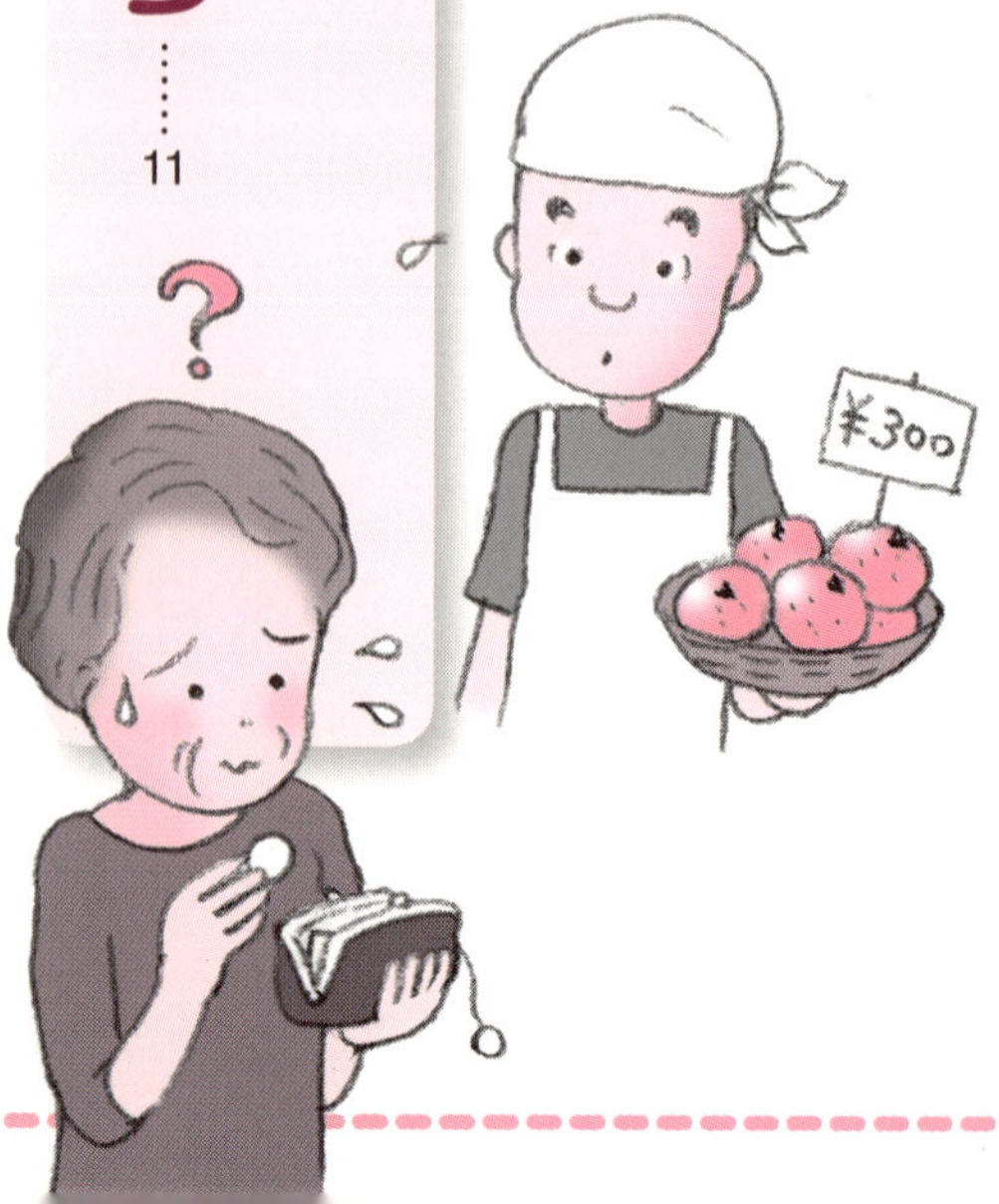
¥300

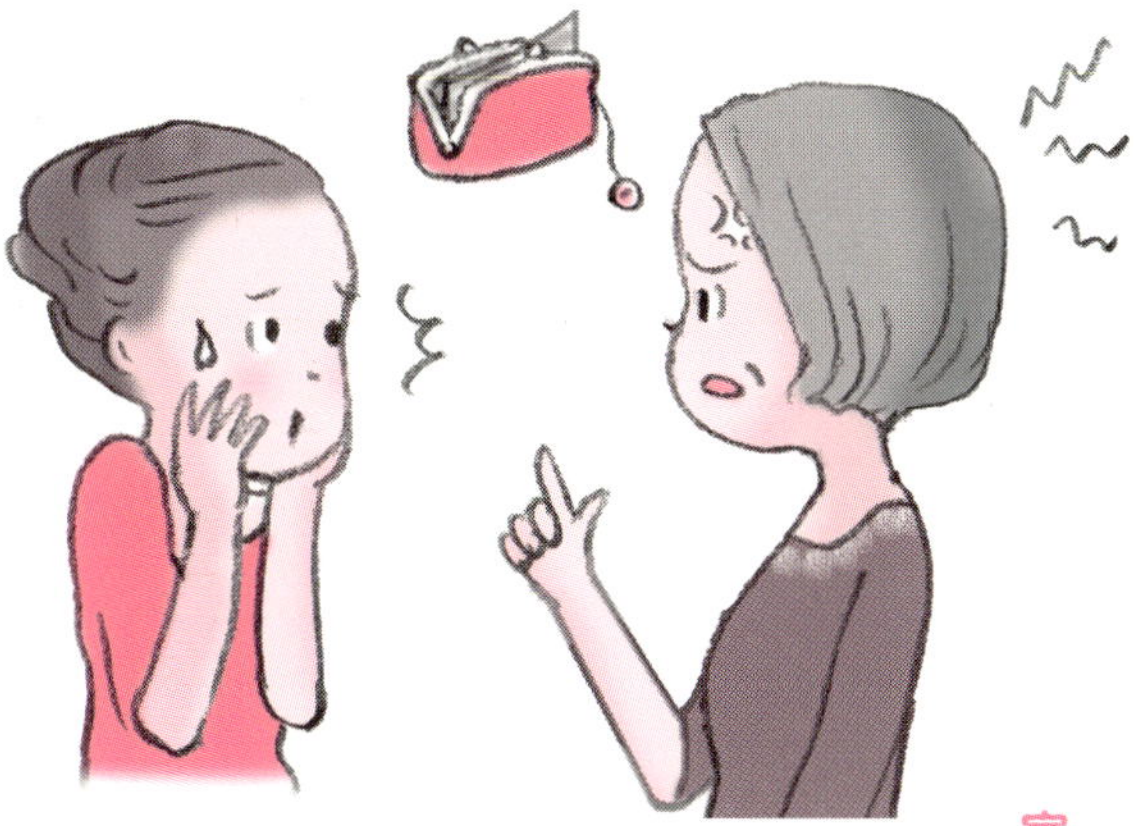

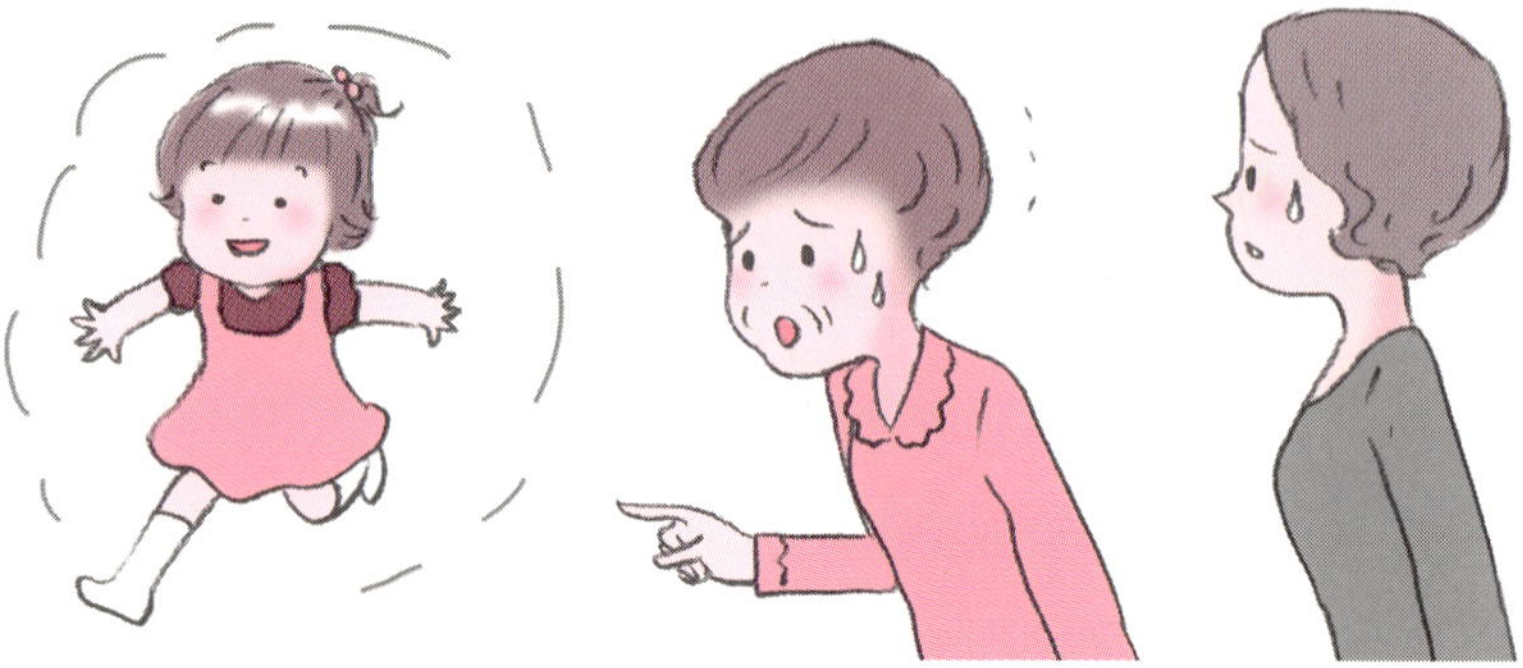

4 後悔しないために介護者ができること

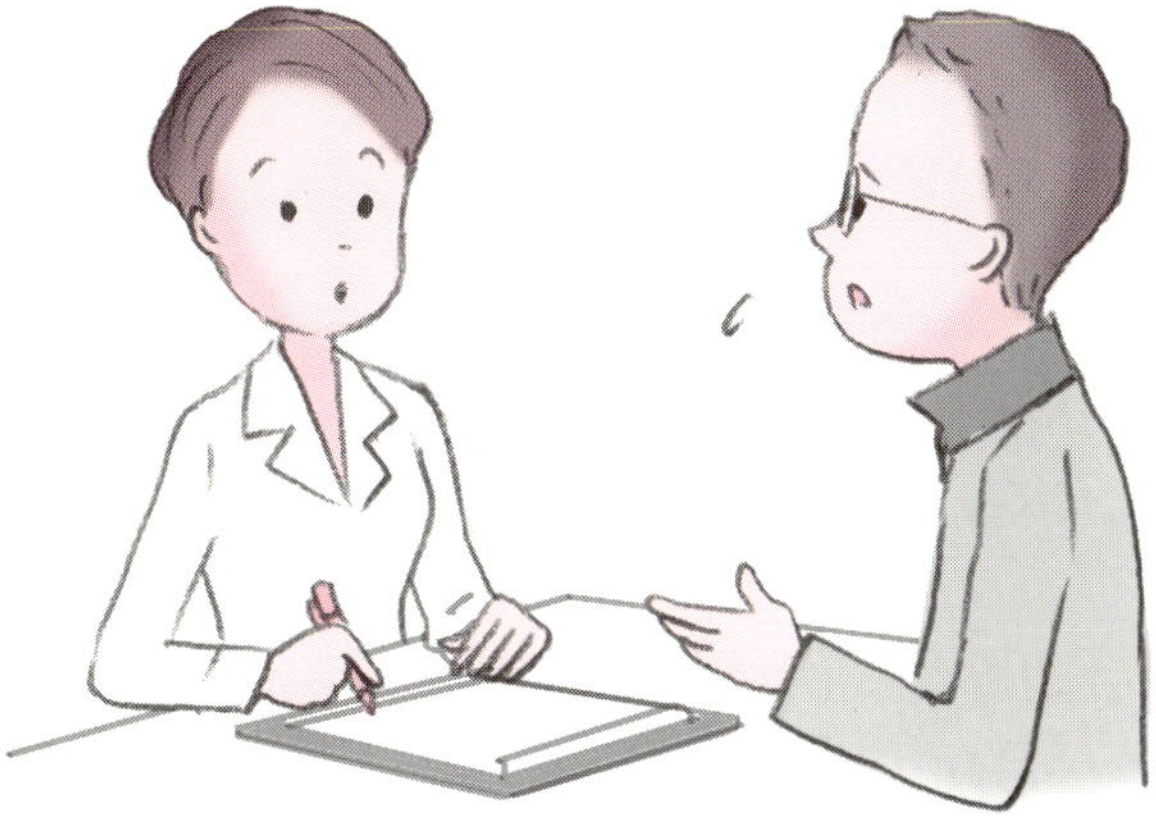

認知症の人の世界を理解する

９大法則 と １原則

私たちからすれば不可解な認知症の人の行動。
しかし、すべて本人なりの理由や思いがあります。

第１法則　記憶障害に関する法則

記憶障害は、認知症の人に例外なくみられる基本的な症状です。
認知症の人にとっての事実とは、「記憶にあることだけ」です。
一般的なもの忘れとは違い、下記の３つの特徴があります。

３つの特徴

記《き》銘力《めいりょく》低下

記銘力とは体験したことをすぐに思い出す力のこと。認知症の人が同じことを何回もくり返すのは、記銘力低下によって瞬時に忘れるため。

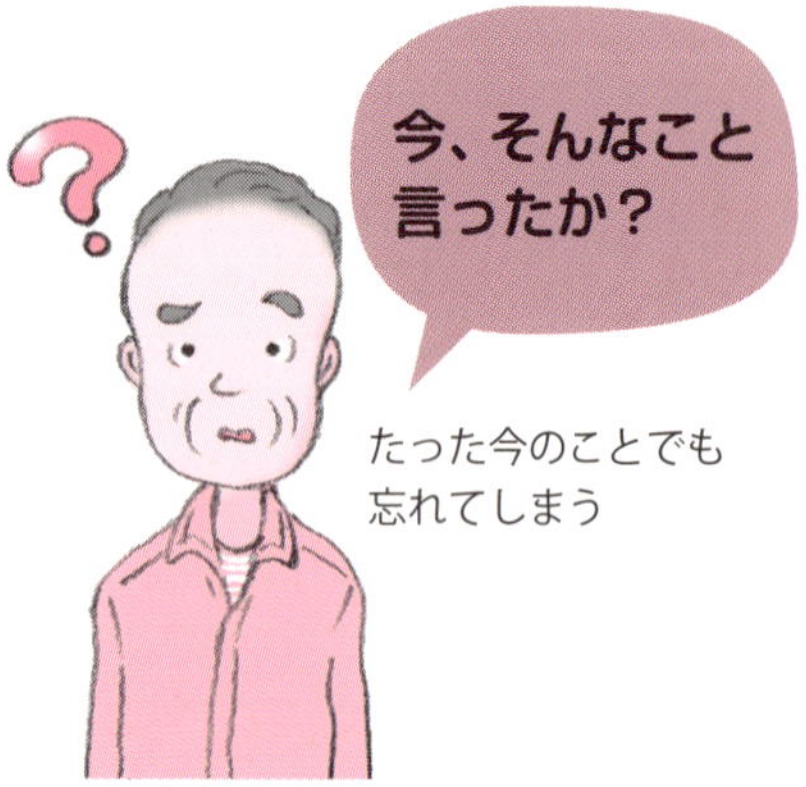
今、そんなこと言ったか？
たった今のことでも忘れてしまう

全体記憶の障害

出来事の全体をごっそり忘れる。たとえば、一日デイサービスに行っていても本人はその記憶をなくしているので「ずっと家にいた」と主張するなど。

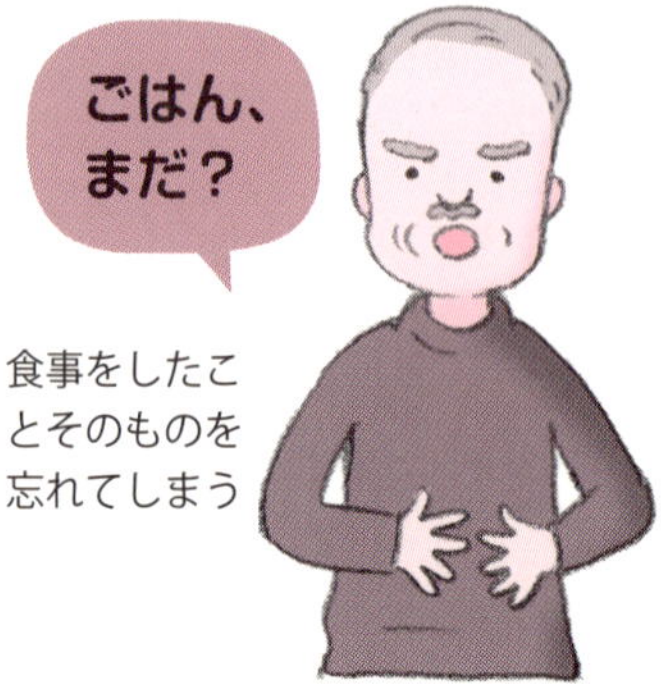
ごはん、まだ？
食事をしたことそのものを忘れてしまう

記憶の逆行性喪失

記憶は新しい順に忘れていく。認知症の人にとっての「現在」は「最後の記憶の時点」である。タイムマシンに乗っているように、現在と昔を行き来することもある。

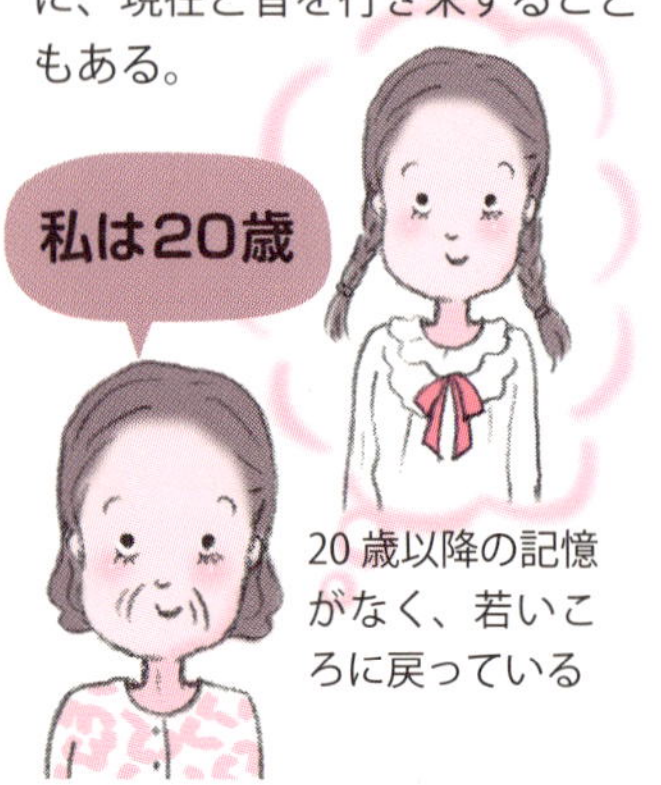
私は20歳
20歳以降の記憶がなく、若いころに戻っている

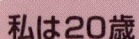

第2法則　症状の出現強度に関する法則

認知症の症状は、いつもそばにいる身近な介護者に対しては強く出て、時々会う人などには軽く出る傾向があります。身近な人には、安心して素の自分をみせることができるためです。

特徴

主な介護者 ＞ そのほかの介護者

より信頼している人に対して症状が強く現れる。

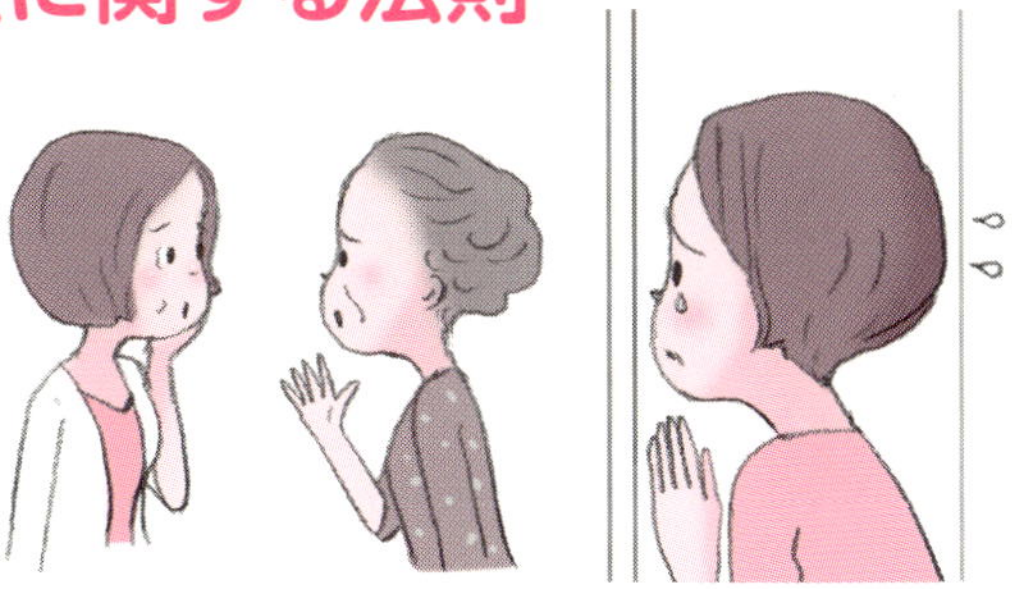

近所の人に介護者の悪口をいいふらすのは、本人なりの「甘え」のひとつ

第3法則　自己有利の法則

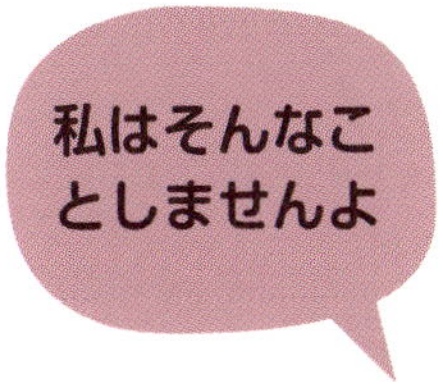
私はそんなことしませんよ

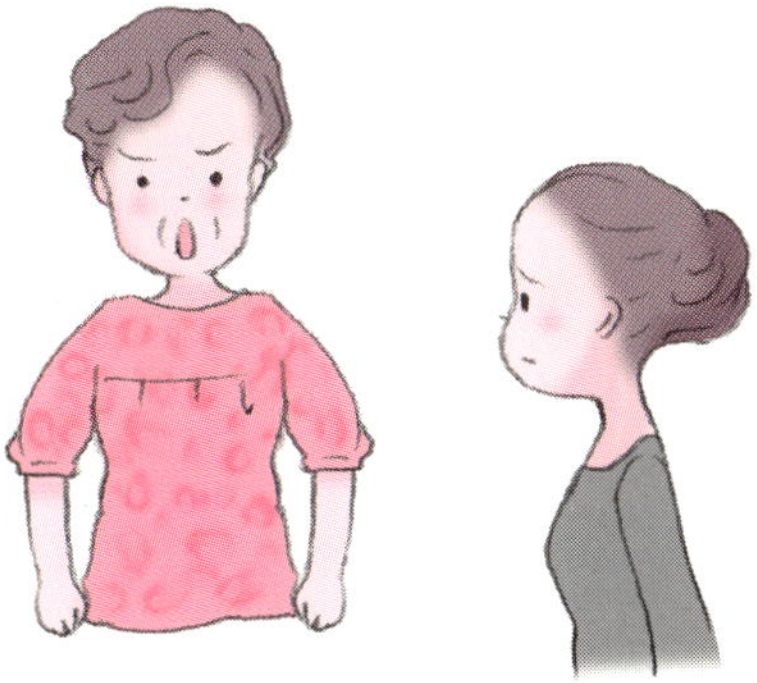

ウソや言い訳ではなく、本人は真面目にいっている

自分にとって不利なことはなかなか認めません。とっさに言い訳をするものの、誤りや矛盾があり、周囲の人を困惑させます。自分の能力低下を認めたくない、自己防衛本能の表れです。

特徴

自分の失敗を認めるのはつらいので、無意識のうちに自分を守る言い訳をする。

第4法則　まだら症状の法則

認知症の人は、常に症状を示すわけではありません。今食べたばかりの食事のことを忘れてしまっても、しっかりとした一面をみせることは珍しくありません。

特徴

認知症の部分と健常な部分がまだら状に存在する。

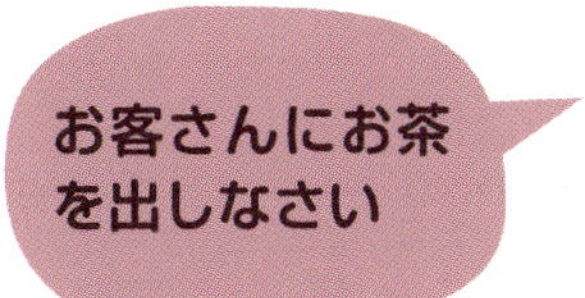
お客さんにお茶を出しなさい

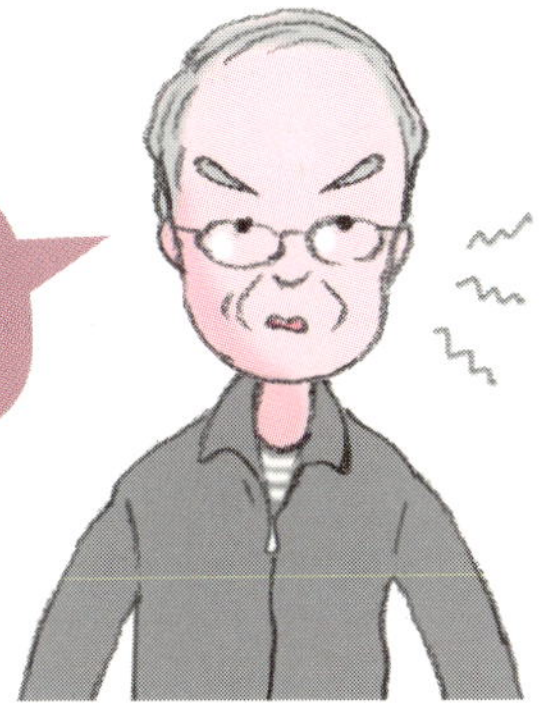

第三者の前では急にしっかりすることもある

第5法則　感情残像の法則

体験したことをすぐに忘れてしまっても、感情の営みは健常な人と同じ。目に入った光景が残像として残るように、そのときに抱いた感情は相当時間続き、認知症の人の心理や行動に影響を与えます。

記憶を失っても感情は残る

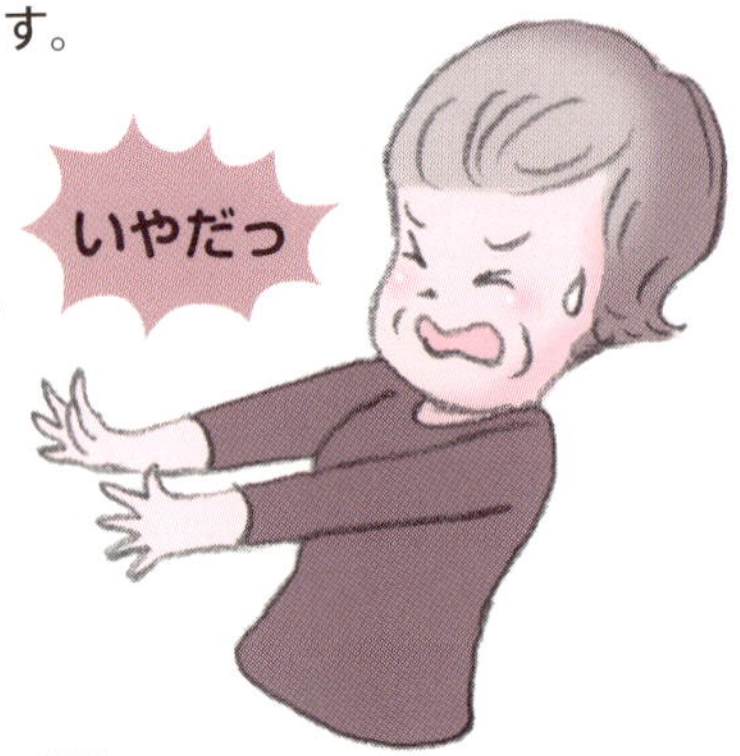

対応の3つのポイント

さすがだね
すごいわ

1 ほめる

嬉しい感情をもたらす言葉をかけ続けると、しだいにおちつく。

大変ね
よかったね

2 共感する

あれこれ尋ねるより、ただ相槌《あいづち》を打つほうがよいことが多い。

ごめんね
すみません

3 謝る

事実ではなくても、自分の話が受け入れられるとおちつける。

第6法則　こだわりの法則

状況に関係なく、ひとつのことにこだわり、そこから抜け出せないことがあります。収集癖（→ 58 ページ）などがその例。周囲の人が無理にやめさせようとすると、ますますこだわります。

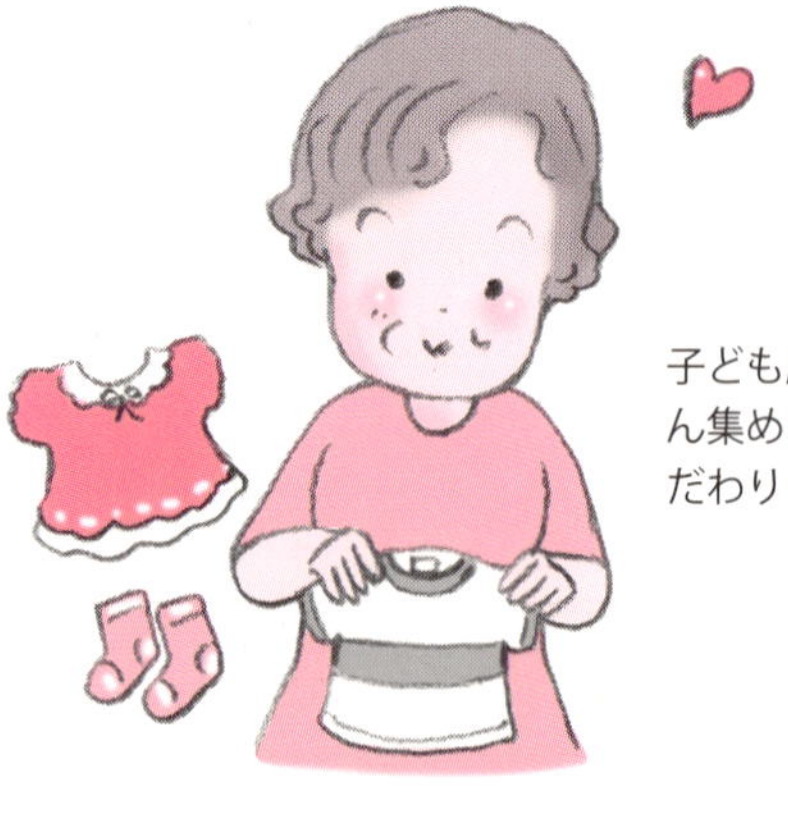

子ども服をたくさん集めるようなこだわりもある

対応のポイント

- そのままにする
- 気をそらす
- 第三者に登場してもらう
- 地域の人に協力を求める
- 生活歴を知る
- こだわりがおさまるまで待つ

第７法則　作用・反作用の法則

認知症の人の反応は、介護者の対応の「鏡」です。介護者が優しく穏やかに接すると、認知症の人は優しく穏やかに反応してくれるものです。

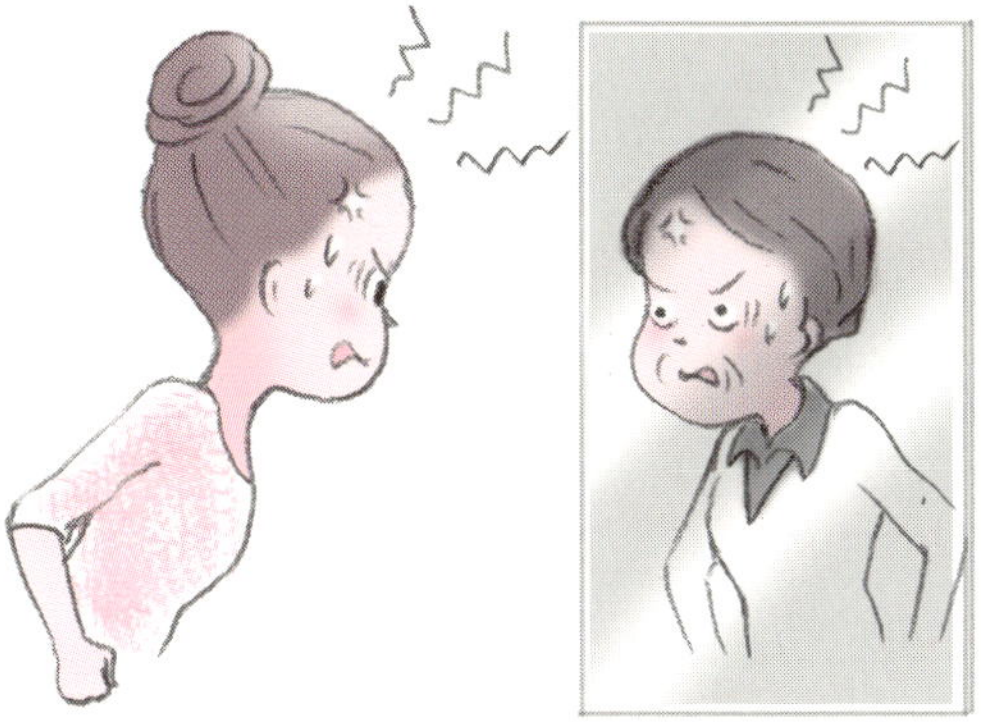

考え方

本人にとって望ましいと思うことでも、無理強いは禁物。押してだめなら引いてみる。

相手のいやな感情や表情は、すべて自分を映したもの

第８法則　認知症の理解可能性に関する法則

一見、わかりにくい認知症の人の行動も、本人の立場に立って考えれば、ほとんどすべてを理解できます。そのためには、認知症についてや、本人の生活歴などを知ることが重要です。

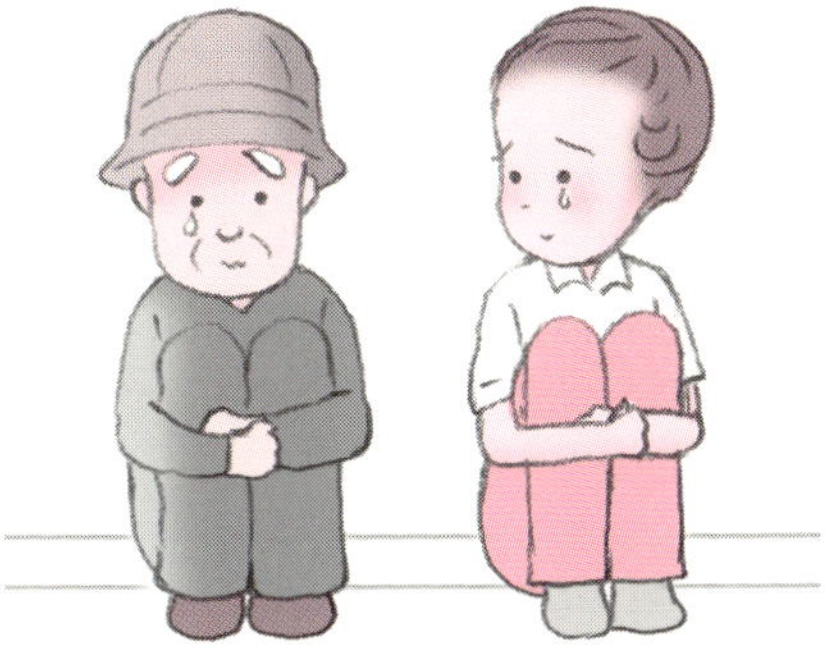

本人と同じ立場に立ち、その気持ちに寄り添いたい

考え方

不安な気持ちやおちつかない感情を取り除くようにする。

第９法則　衰弱の進行に関する法則

認知症の人の老化は非常に速く、健常の人の２～３倍のスピードで進行します。現在、元気で活動的に過ごしている人も、数年後には状況が異なり、介護の仕方も変わってくるでしょう。ただし、進行の速度には個人差があります。

認知症の人の時間はあっという間に過ぎていく

考え方

老化も認知症も、確実に進んでいく。今の本人といっしょにいられる時を大切に。

介護に関する

原則

認知症の人が築いている世界を理解し尊重しましょう

認知症の人は、自分の認知できる世界に生きています。介護者は、健常者の「常識」や「事実」を押しつけるのではなく、認知症の人の世界を理解し、尊重することが大切です。その世界と現実とのギャップを感じさせないように取り持つことが、介護のポイントです。

認知症の理解を深める９大法則

第１法則　「記憶障害に関する法則」

第２法則　「症状の出現強度に関する法則」

第３法則　「自己有利の法則」

第４法則　「まだら症状の法則」

第５法則　「感情残像の法則」

第６法則　「こだわりの法則」

第７法則　「作用・反作用の法則」

第８法則　「認知症の理解可能性に関する法則」

第９法則　「衰弱の進行に関する法則」

介護に関する原則

「認知症の人が築いている世界を
理解し尊重しましょう」

壁に当たったら見直して！

認知症の人の住む世界から悲しみや不安を取り除いて、愛するものや楽しいことで満たしてあげたい

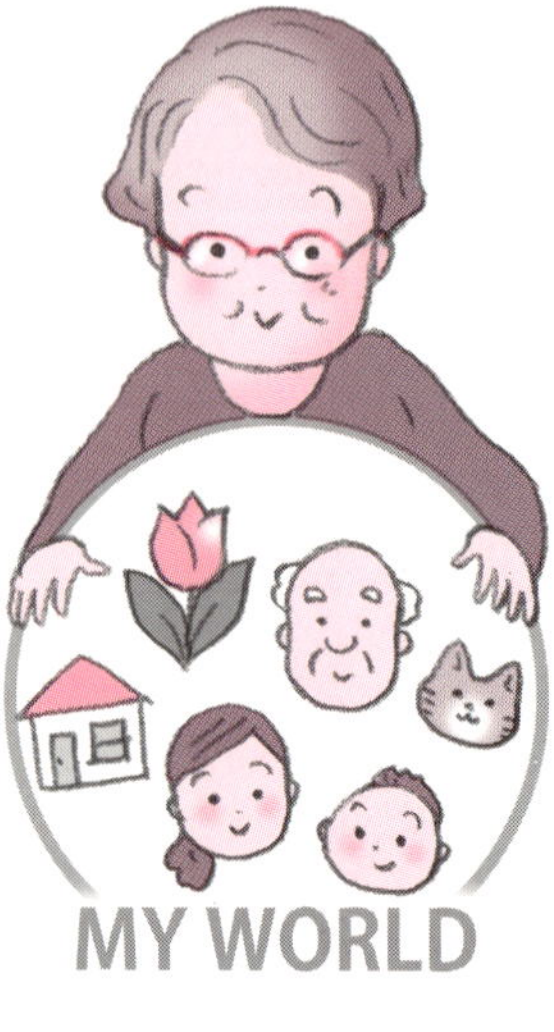

1 始まりはささいな異変から

「眼鏡がない」といつも捜している。

テレビのリモコンをじっとみつめている。

そうしたささいな異変は、もしかして認知症の症状かもしれません。

認知症はどんな人にでも、どんな年齢でも起こります。

初期で気づいてあげられれば、できることがたくさんあります。

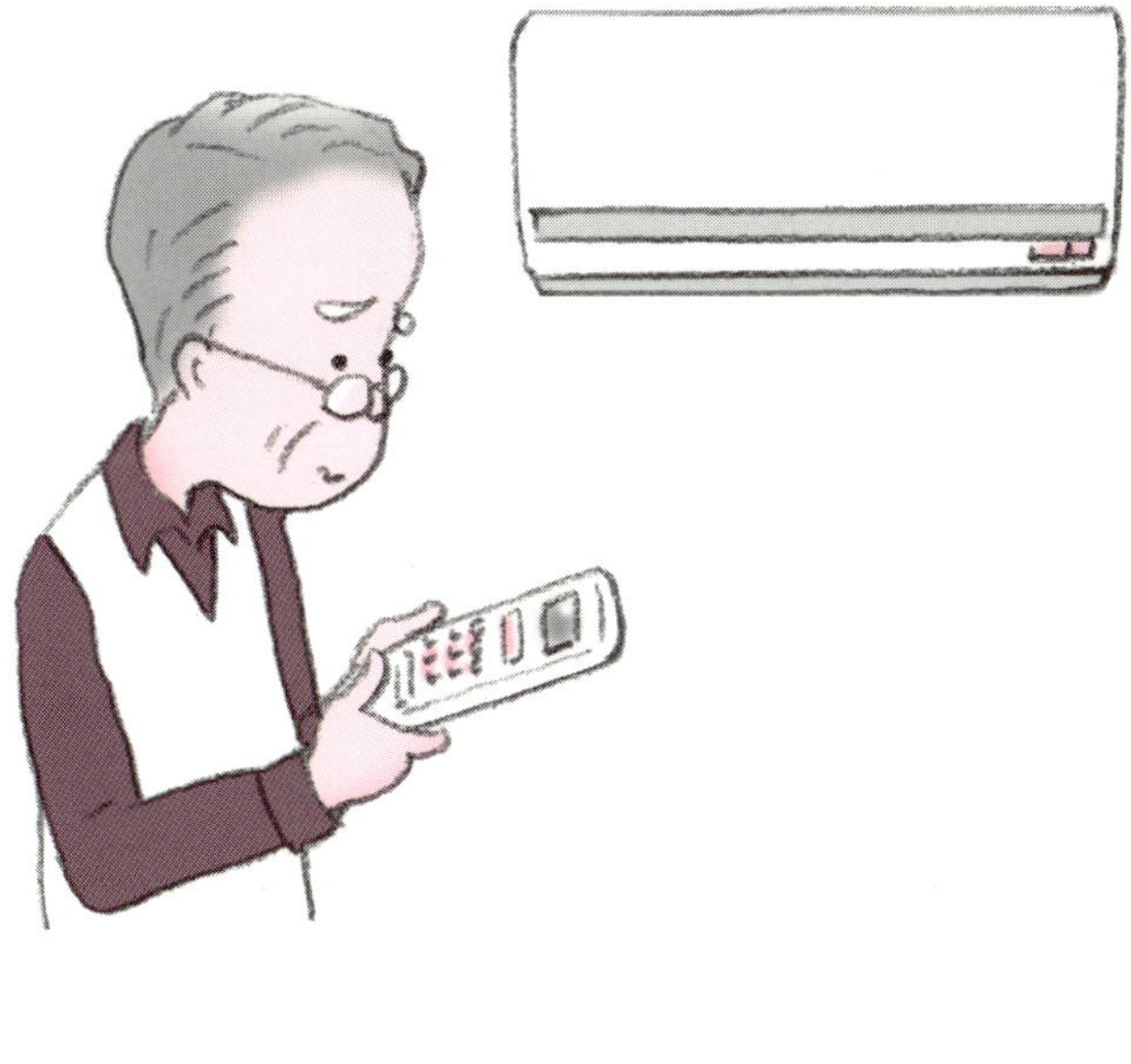

ケース

電話の相手が娘だとわからなかったAさん

プロフィール

Aさんは72歳。一人娘が10年前に農家へ嫁いで以来、夫と2人、悠々自適の生活を送っています。

1 ある日、娘さんがとれたての農作物を持ってきてくれました。料理好きのAさんは、いつもなら張り切って献立を考えだすのですが、今日はまごまごしています。どうやら、野菜をどう使っていいかわからないようです。

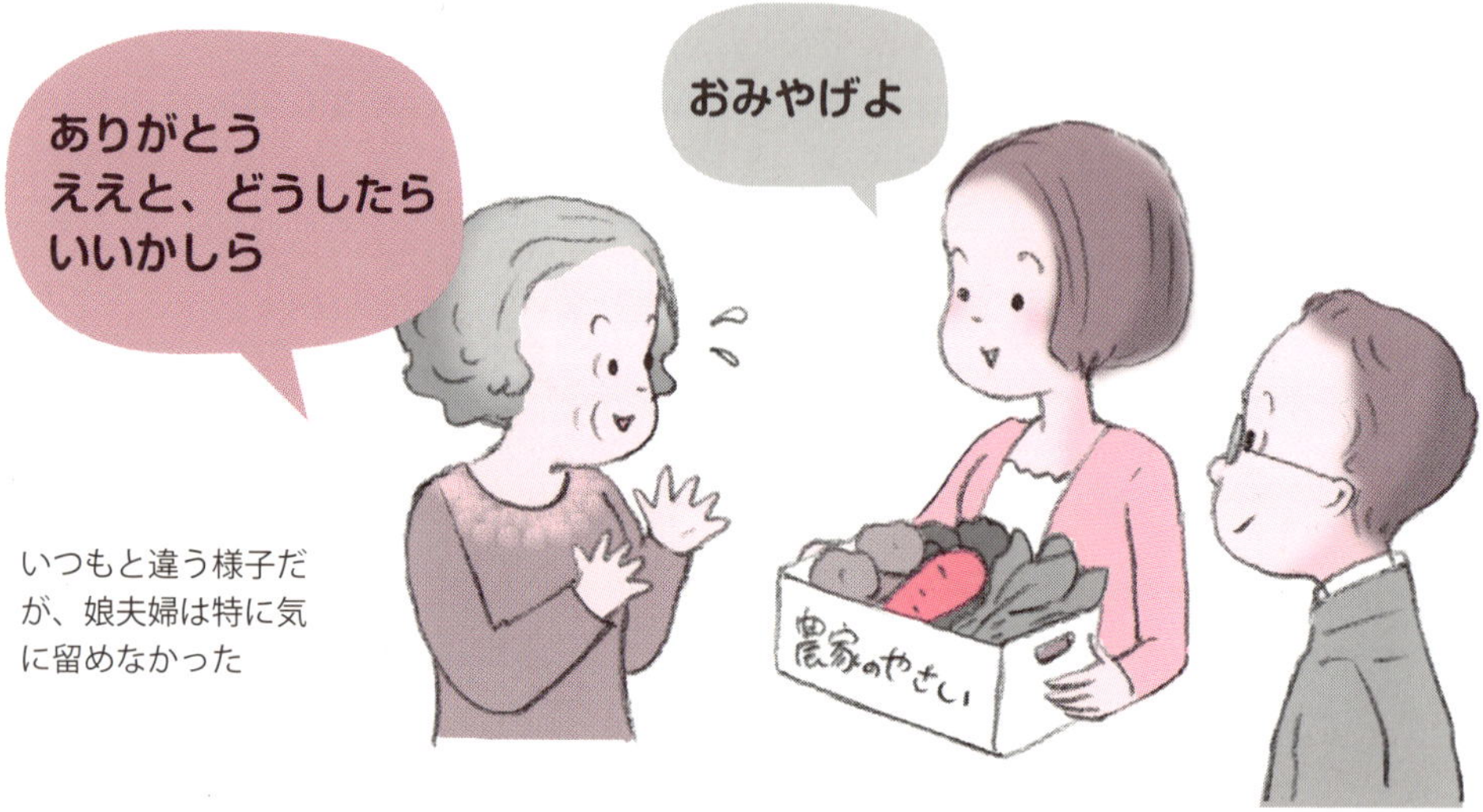
ありがとう
ええと、どうしたら
いいかしら
おみやげよ
農家のやさい

いつもと違う様子だが、娘夫婦は特に気に留めなかった

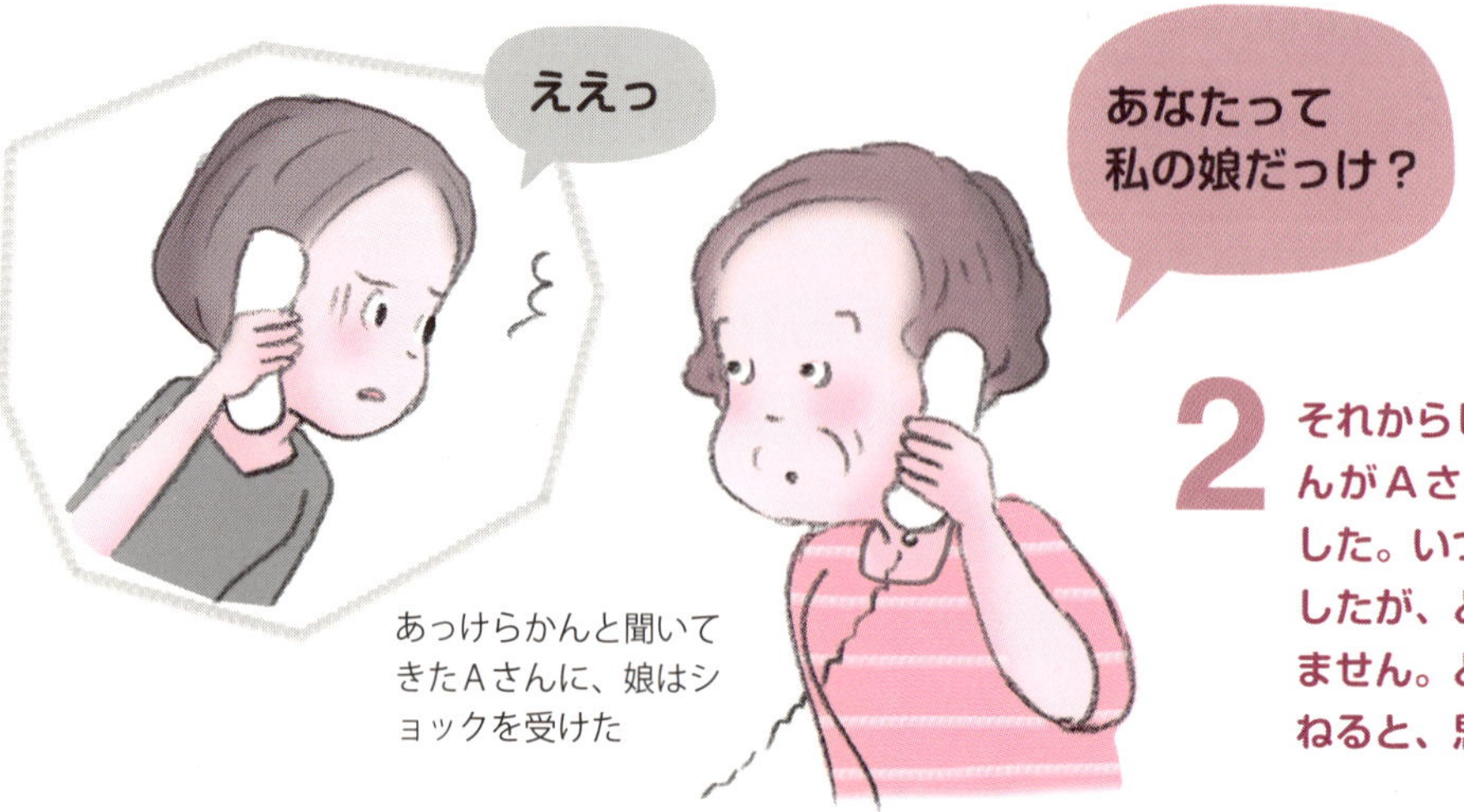
ええっ
あなたって
私の娘だっけ？

あっけらかんと聞いてきたAさんに、娘はショックを受けた

2 それからしばらくして、娘さんがAさんに電話をかけました。いつもどおりの雑談でしたが、どうも話がかみ合いません。どうしたの？　と尋ねると、思いがけない言葉。

3

驚いた娘さんは、あわててAさんの家に駆けつけます。娘さんが「あの電話はなんだったの」と尋ねても「電話なんてしたかしら」とAさんはいいます。娘さんは思わずAさんに認知症ではないかといってしまいました。

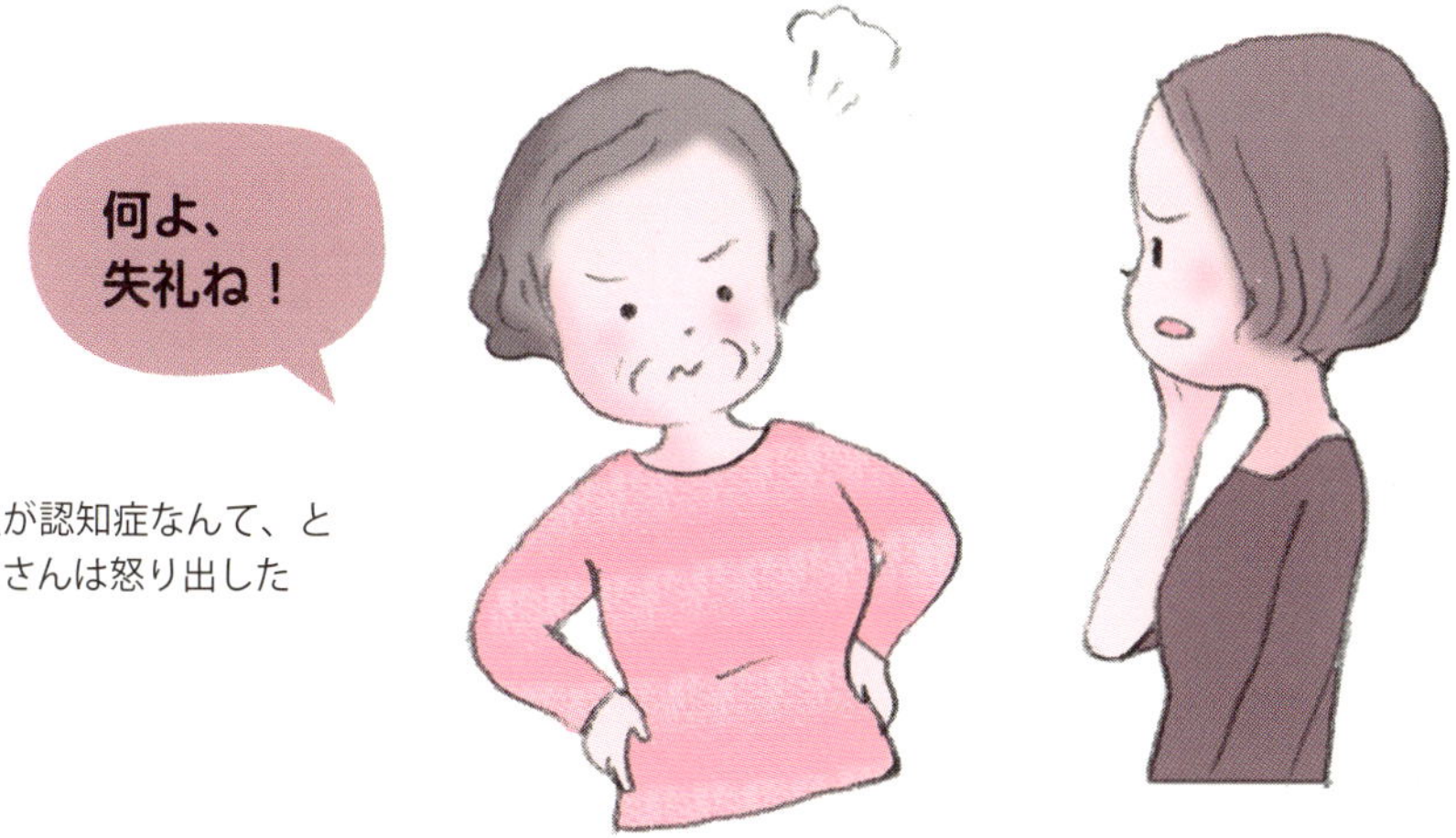

私が認知症なんて、と
Aさんは怒り出した

4

困った娘さんは、夫や父親に相談します。「認知症の検査」といわずに、「健康診断」といって病院に連れて行くことにしました。

受診のしかたは→ 88ページ

5

Aさんはごく初期のアルツハイマー病と診断されました。病名を告げられたAさんは、ショックを受けましたが、「認知症でも、まだまだできることはたくさんある」との医師の言葉に、いつもの明るさを取り戻しました。

家族もショックを受けたが、前向きなAさんをみて、みんなでささえていこうと話し合った

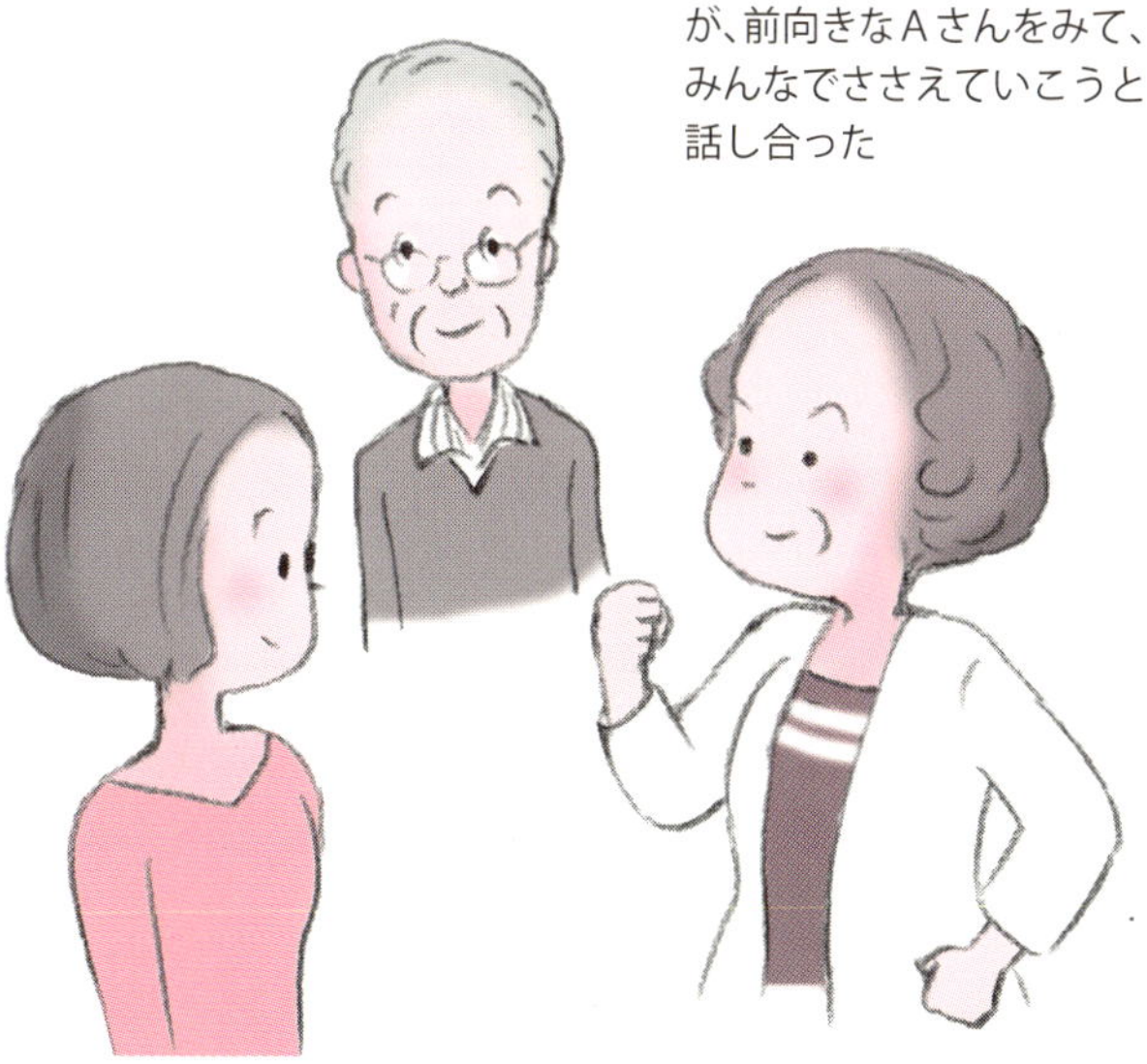

捜し物や忘れ物をすることが増えた

もの忘れは認知症に限らず、一般によくあることです。しかし、急に捜し物や忘れ物が増えた場合には、注意が必要です。

どこに置いたかすぐに忘れる

通帳や財布、眼鏡や時計など気づけばいつも何かを捜している、ということはありませんか。認知症のもの忘れは、こうした「置き忘れ」から始まることがあります。

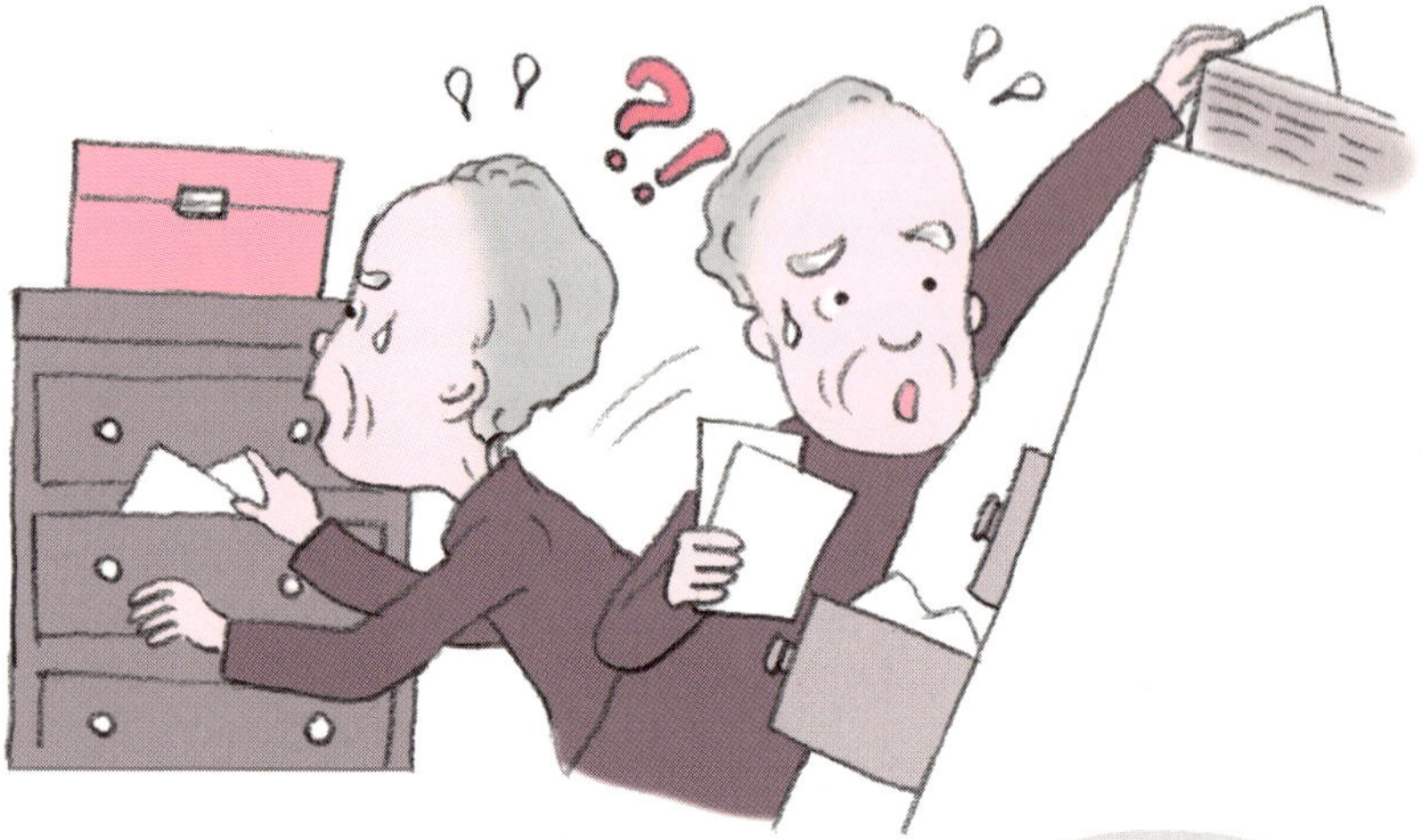

捜しているうちに、何を捜していたのか忘れることもある

本人の気持ち

もの忘れを自覚している初期の段階では「何かがおかしい」と不安を抱いています。自覚がなくても「不思議なことばかり起こる」と感じます。

周囲の気づき

- 忘れ物が増えた
- 置き忘れが頻繁にある
- いつもごそごそと物を捜している
- 捜し物の途中でぼーっとしている
- 「物を隠した」と人を疑うようになった

中核症状と周辺症状がある

認知症の症状は、大きく2つに分類できます。かならず現れる「中核症状」と、中核症状によって二次的に生じる「周辺症状」です。

周辺症状

中核症状に、本人の特性や生活歴、環境が加わって二次的に起こる。

二次的に起こるもの

周辺症状は人それぞれ

幻覚

失禁

妄想《もうそう》

昼夜逆転

徘徊《はいかい》

中核症状

老化や病気によって、脳機能が低下して起こる症状。認知症の人すべてに現れる。

記憶障害	第1法則（→6ページ）を参照
見当識障害《けんとうしきしょうがい》	時間や場所など、自分が置かれている状況を把握する能力（見当識）が低下する
判断力の障害	ものごとを適切に処理することができなくなる
認知機能の障害	言語能力が障害される「失語」や、着替えの方法などを忘れる「失行」、五感が鈍くなる「失認」、計画を立てることが苦手になる「実行機能障害」が起こる

「あれ?」と思うことが多くなる

ひどいもの忘れは、家族や周囲の人が、認知症を疑うきっかけのひとつ。「記憶障害」という基本的な症状です。本人も、初期のうちは自覚している場合があり、不安や焦りを感じる人もいます。自覚がなくても、大切なものがなくなり、「おかしい」と感じたり、「盗まれた」と思いこんだりして、しだいにトラブルが表面化します。

認知症ではかならず中核症状が現れる

記憶障害は、認知症であればかならずみられる「中核症状」のひとつです。脳の機能障害なので、治すことはできません。理解ある態度と適切な対応で、生活上の混乱を少なくしていきます。

また、中核症状から二次的に現れる「周辺症状」は、対応や環境を工夫することで軽減できます。

もの忘れ

話したかどうかわからなくなる

加齢によるもの忘れでは「忘れたこと」を覚えていますが、認知症では「忘れたこと」も忘れてしまいます。そのためにさまざまな不便が起こります。

今話したことも忘れてしまう

記憶障害は、初期から起こりがちな症状のひとつです。何度も同じ話をする、食べたばかりなのに食事を要求するといったことは、たった今話したことや食べたことの記憶がないためです。

こうした新しい記憶がないのは、脳の短期記憶にかかわる「海《かい》馬《ば》」の部分が障害されやすいために起こると考えられています。

記憶障害が進むと、以前からよく知っているはずの記憶まで失われていきます。身近な家電製品の使い方もわからなくなります。

同じことを何回もいう

年齢を重ねると、多少ありがちなことですが、最近とくに増えたような場合は、認知症が疑われます。

本人は話したことを忘れてしまっている

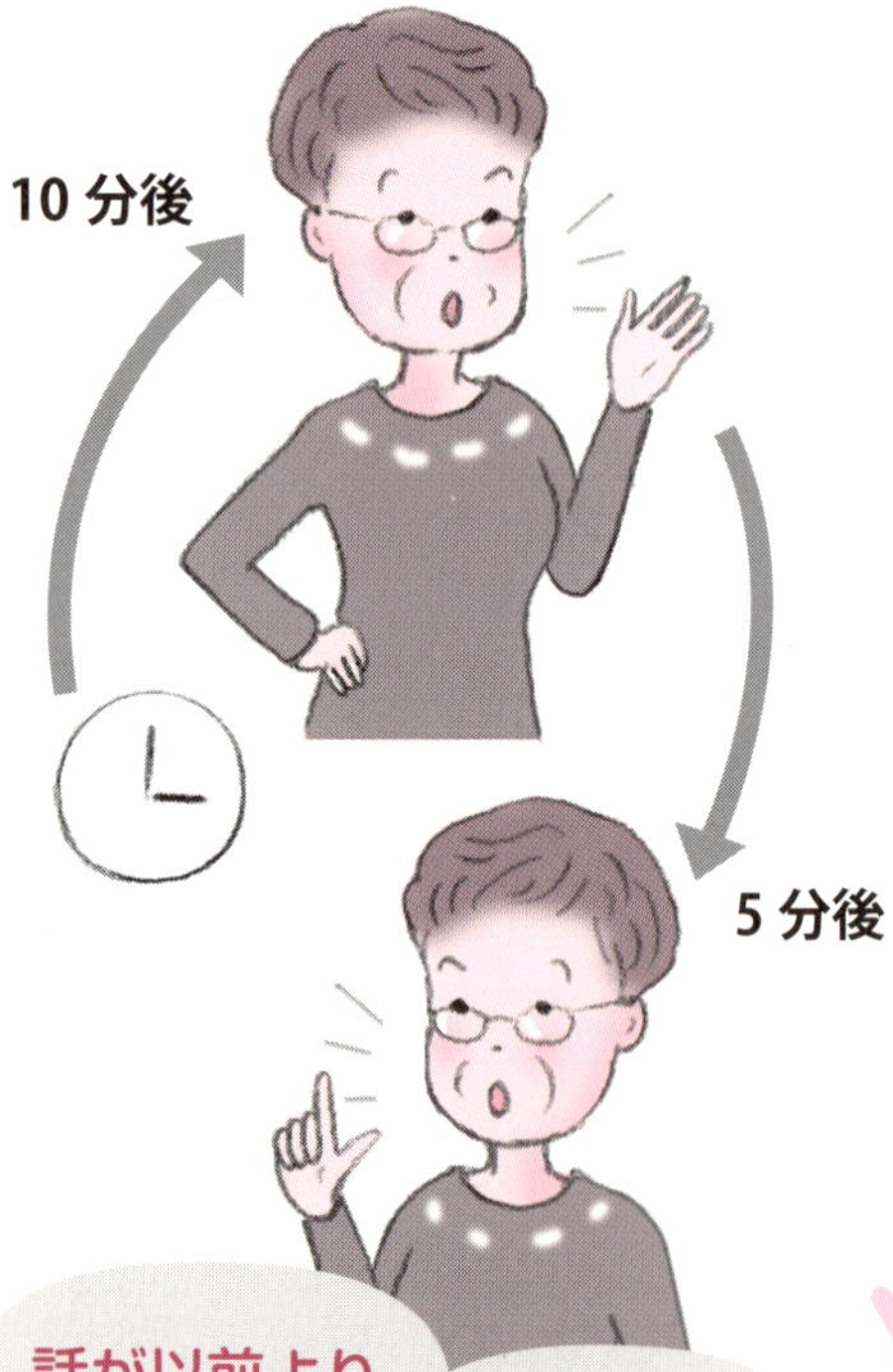

周囲の気づき

- 話が以前よりくどくなった
- つじつまが合わないことをいう
- 同じ話をしている
- 先ほど聞いたことをまた聞く

本人の気持ち

初期の段階ではもの忘れの自覚があり、「あれを聞かなければ」「あの話をしたかしら」と不安な気持ちで確認している場合もあります。

道具が使いこなせない

家電製品やリモコンの操作ができなくなります。ボタンで操作するような、「記号化」されたものの意味を忘れてしまうのです。

本人の気持ち

単純な「電源を入れるだけならわかるけれど」「細かい操作は難しい」と感じています。

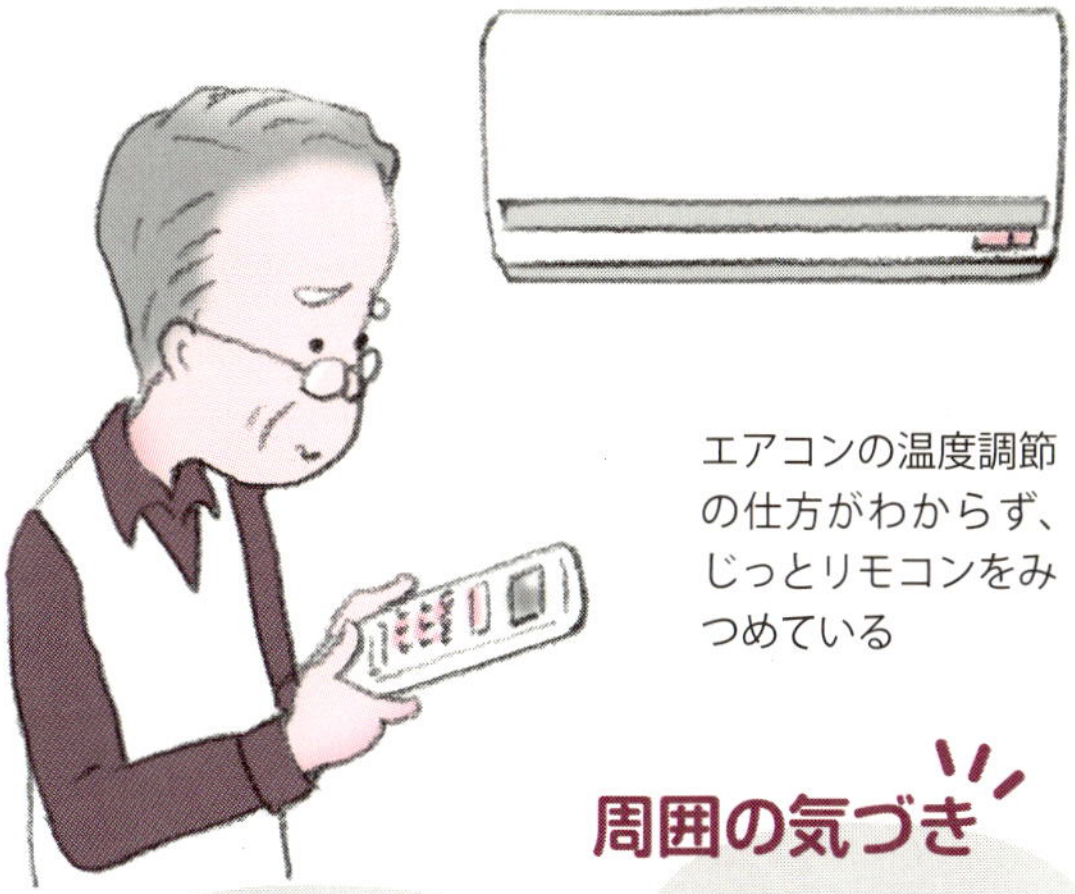

エアコンの温度調節の仕方がわからず、じっとリモコンをみつめている

周囲の気づき

- 電話の短縮ダイヤルを忘れる
- リモコンをじっとみている
- いつも使っている電化製品の使い方を間違えた
- 携帯メールをしなくなった
- 電子レンジでなんでも「温め」を使う

解説 認知症のもの忘れと加齢によるもの忘れの違い

認知症	加齢
● 体験したことのすべてを忘れる	● 体験したことの、一部だけを忘れる
● 忘れたことじたいを忘れる	● 忘れたことじたいは覚えている
● 捜し物を人のせいにする	● 捜し物を人のせいにしない
● もの忘れがだんだんひどくなる	● もの忘れがあまり進行しない
● 記号化されたものが苦手になる	● 記号化されたものでも使える
● 日常生活に支障が出ている	● 日常生活に大きな影響はない

簡単な計算なのにわからない

認知症の人の脳は、萎縮《いしゅく》して働きにくい状態になっています。そのため、ものごとの理解や判断のスピードが遅くなります。

買い物でとまどう

お金を払うとき、健常な人は無意識に小銭や紙幣の価値を理解し、どれを出すか判断します。認知症になると、このような処理が苦手になります。

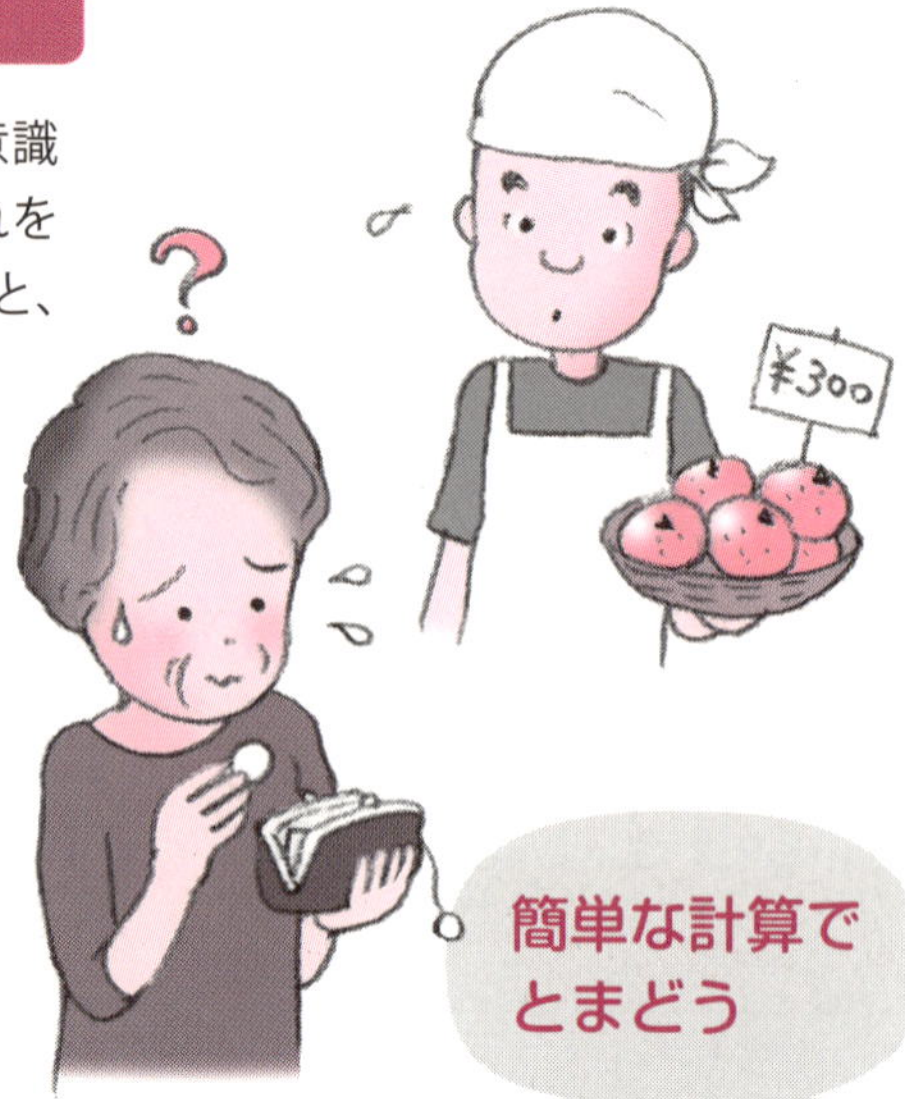

紙幣や硬貨をどれだけ出せばいいかわからず、いつも札で支払うようになった

本人の気持ち

さまざまな判断ができなくなり、「どうしてこんなこともわからないのだろう」「頭に靄《もや》がかかったようだ」「バカになったのか」と不安や焦りを抱きがちになります。

周囲の気づき

- 簡単な計算でとまどう
- 片づけが苦手になった
- アナログ時計をみて時間を間違える
- 季節や場所にそぐわない服装をしている
- 料理の味つけが変わった、料理で失敗が増えた

判断力の衰え

段取りのつけ方や、情報の取捨選択が苦手になり、日常の作業も難しくなります。

- 計算
- 片づけ
- 料理
- 運転
- 衣服選び

新しいことを難しく感じる

考えるスピードが遅くなったり、２つ以上のことをいわれると処理できなくなります。

理解力の衰え

筋道を立てて考えたり、いわれたことを瞬時に処理したりすることが苦手になります。

会話

テレビ

手紙、メール

周囲の気づき

話のつじつまが合わない

テレビの内容をよくわかっていない

本を読まなくなった

会話のテンポがずれている

新しい話題についていけない

本人の気持ち

文字や数字などあたりまえに使っていたものがわからなくなり、「頭の中が真っ白になった」と当惑したり、情けなさに憤ったりすることもあるようです。

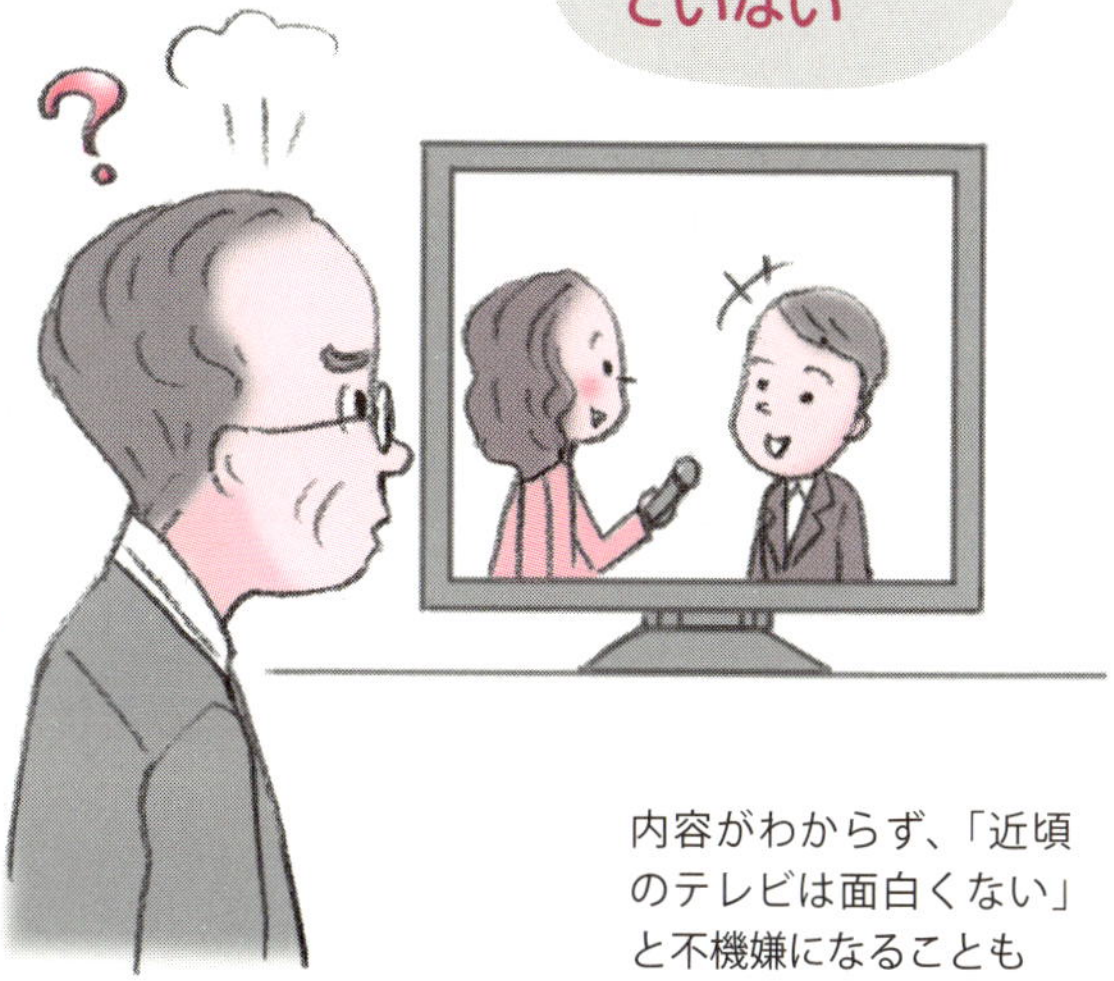

内容がわからず、「近頃のテレビは面白くない」と不機嫌になることも

あたりまえのことでとまどってしまう

日常生活を滞りなく送るために、私たちは判断力や理解力、計算力などの知的機能を使っています。認知症では、これらの能力が低下するため、生活のさまざまな場面で支障をきたします。

家事やお金の管理、移動など、人とのコミュニケーション、それまであたりまえにおこなってきたことが難しくなっていきます。

本人はできなくて落ちこむことが多い

認知症の人は、脳機能が低下するので、理解や判断をするときに混乱しやすくなります。また、新しい道具を使いこなしたり、変化に適応したりすることが苦手になります。

本人も、なんとなく生活がうまくいかないことがわかり、つらい気持ちを抱えこみます。

待ち合わせ時刻や場所を間違える

認知症になると、時間や場所などを把握する能力が低下します。状況がわからなくなるので、本人は不安を抱きます。

約束を忘れる

認知症の人は、時間や場所の感覚がなかったり、約束したことそのものを忘れたりして、約束が守れないことがあります。

待ち合わせ相手から電話がかかってきて、はじめて待ち合わせていたことを思い出した

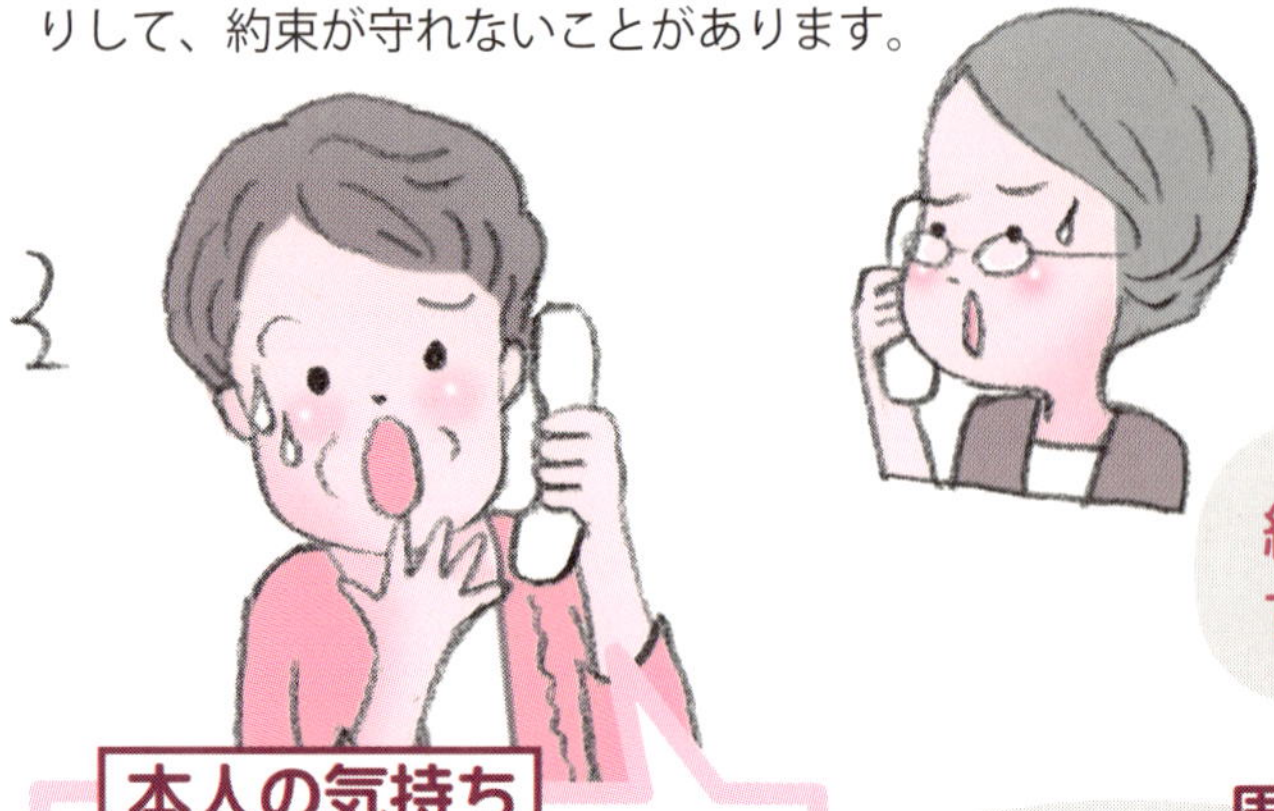

慣れた道で迷った

約束を平気ですっぽかす

周囲の気づき

時間や場所の感覚がおかしい

今年が何年か尋ねても、とっさに出てこない

本人の気持ち

自分の置かれている状況がうまく把握できず、不安な気持ちを抱いています。約束を守れず、「信用を失ってしまった」「とんでもない失礼をした」と落ちこむことも少なくありません。

時間や場所が混乱してくる

認知症になると、今自分がいる場所や時間がわからなくなります。約束を忘れたことに気づかない、よく知っているはずの近所で道に迷う、などがその例です。

見当識とは置かれた状況の理解

これらの症状は、「いつ」「どこ」「だれ」を理解する「見当識」が障害されるために起こります。

自分がどこにいて、目の前の人はだれか、という基本的なことがわからない状況を想像してみてください。認知症の人がどんなに不安かわかるでしょう。

解説　時間、場所、人物の順に混乱する

見当識の障害は、時間の感覚から始まります。個人差はありますが、大きくいえば時間→場所→人物（続柄など）の順に起こることが多いようです。

時間

今が何年か、何月何日で季節はいつか、朝か昼か夜かなどの見当がつかなくなる。

海外旅行中のような不安感

土地勘がなく、時差もあるような海外旅行は、健常な人でも不安を抱くもの。認知症の人は常にそのような不安を抱えている。

場所

自分が今、どこにいるかの見当が曖昧《あいまい》になる。道順や現在地の把握が難しくなり、道に迷うこともしばしば。

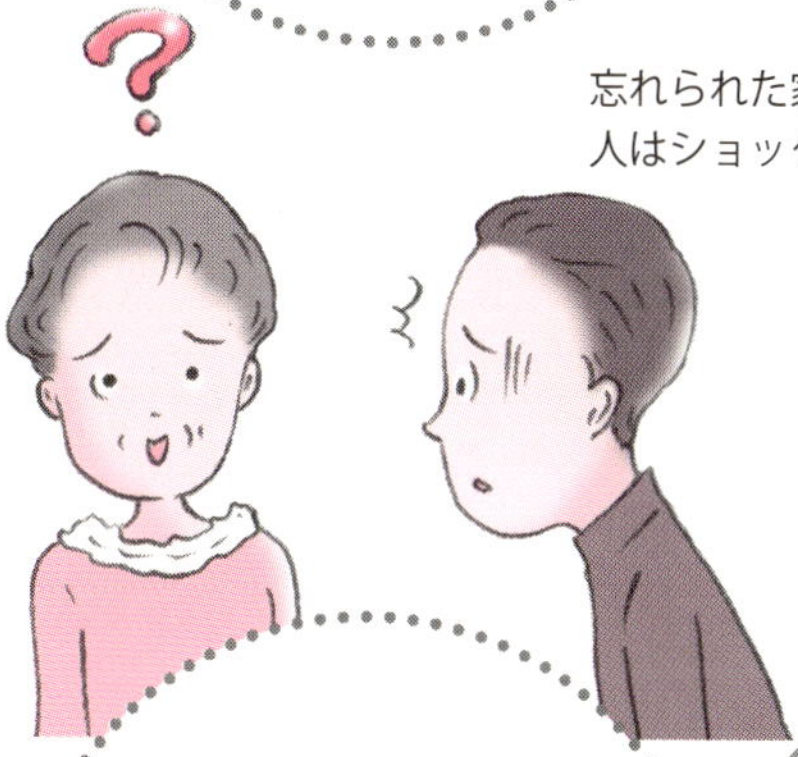

忘れられた家族や親しい人はショックを受ける

人物

目の前の人と自分の関係がわからなくなる。自分の配偶者を親と思いこむなどの混乱が生じる。

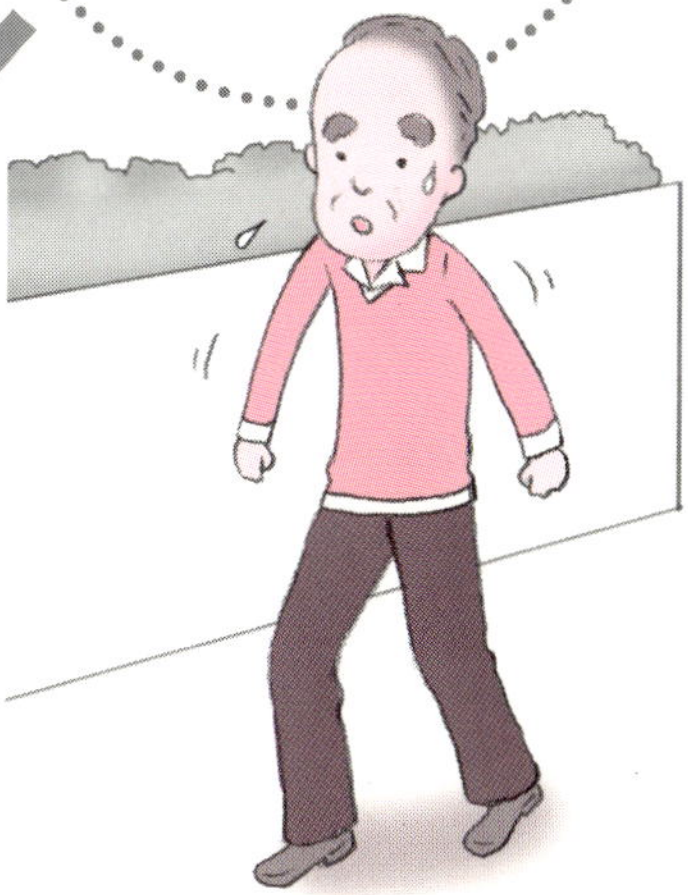

迷子になったときを「頭が真っ白になって、気づいたらふらふらと歩いていた」という認知症の人もいる

人柄が変わる

ささいなことで無性にいらだつ

日常生活に支障が出てくると、本人の気持ちはささくれ立ち、怒りっぽくなってきます。まるで人格が変わったようになることもあります。

怒りっぽくなった

もの忘れが増えたり、判断能力が衰えたりすると、日常生活が格段に難しくなります。どうしてもできないイライラが言動に表れるのです。

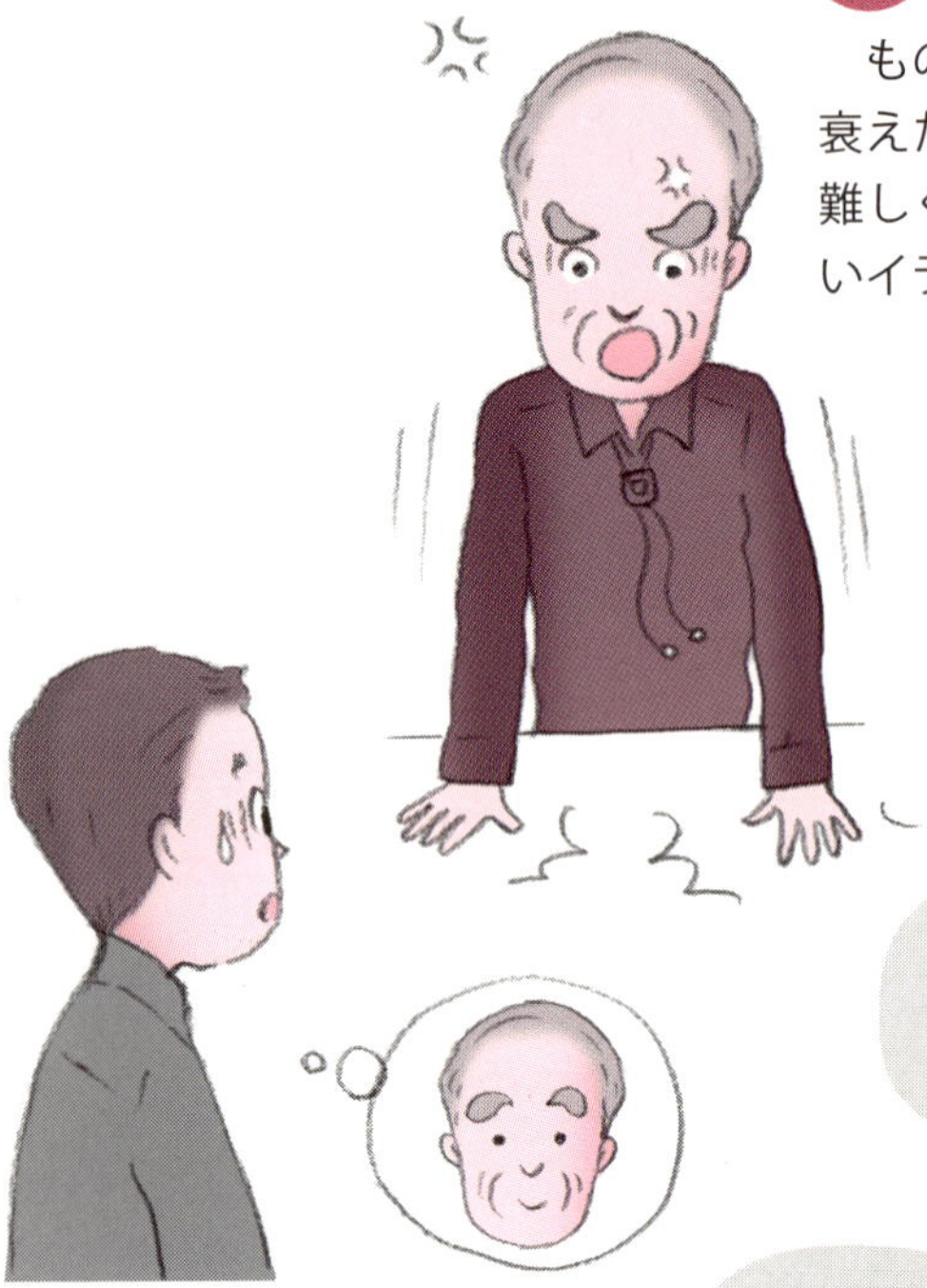

穏やかな人だったのに、最近いきなり怒鳴ることが増えた

周囲の気づき

- 怒鳴るようになった
- 様子がおかしい
- 気遣いがなくなった
- 失敗を人のせいにする
- 頑固になった

本人の気持ち

これまでどおりにいろいろなことができなくなって「困ったな」と思っています。「なぜこんなふうになったんだ」「どうしてできないんだ」と憤りを感じています。

うまくいかない気持ちがくすぶる

以前は穏やかだった人が怒りっぽくなった、以前の性格がより際立ってきたなど、人格の変わり方はさまざまです。

その背景には自分の感情を表現できないいらだちや、自分自身を形作ってきた経験や知識の忘却による喪失感などが考えられます。

病気による現れ方の傾向

じつは、認知症とは病気の名前ではありません。いくつかの脳の病気によって引き起こされる症状をいいます。原因となる病気によって、症状の現れ方も微妙に異なります。

記憶障害が目立つ

アルツハイマー病

初期はもの忘れで焦燥感も強い

認知症の原因としてもっとも多い病気。脳の神経細胞が死滅し、脳が委縮する。

ないはずのものがみえるという

レビー小体型《しょうたいがた》認知症

抑うつ症状も現れる

レビー小体というたんぱく質の異常なかたまりが脳に沈着する病気。3番目に多い原因といわれる。

性格が変わる

前頭側頭型《ぜんとうそくとうがた》認知症（ピック病など）

反社会的行動もみられる

人間的な行動を司る「前頭葉」や、言語能力などを司る「側頭葉」を中心に萎縮が起こる病気。

まだら症状が目立つ

脳血管性《のうけっかんせい》認知症

損傷部位によっては人格変化も

脳血管が詰まったり破れたりして起こる「脳《のう》卒中《そっちゅう》」が原因となる認知症。2番目に多いといわれる。

そのほか、頭を打って起こる「慢《まん》性硬膜下血腫《せいこうまくかけっしゅ》」、甲状腺の機能が低下して起こる「甲状腺機能低下症」、なども認知症の原因となる。

解説

治せる認知症もある

原因となる病気によっては治療できる

認知症にはアルツハイマー型などよく知られているもの以外にも、さまざまな原因となる病気があります。なかには、治せる認知症もあります。

そのひとつが、正常圧水頭《せいじょうあつすいとう》症《しょう》。脳脊髄液《のうせきずいえき》が脳室にたまり、歩行障害や失禁と併せて認知症の症状が起こります。また、甲状腺機能低下症、慢性硬膜下血腫などでも、認知症の症状が起こります。これらはもとの病気を治療することで、認知症の症状が劇的に改善します。

軽度認知障害《けいどにんちしょうがい》の段階で予防する

また、健常と認知症の中間といわれている軽度認知障害（MCI）は、かならずしも認知症に移行するわけではありません。運動や生活習慣病の治療、脳トレーニングなどが予防に有効とされています。

☆軽度認知障害（MCI）は脳トレで進行を防ぐことができます。
詳しくは講談社『まだ間に合う！ 今すぐ始める認知症予防―軽度認知障害（MCI）でくい止める本』をご覧ください。

不安を抱く

ひとりになると寂しくてしかたがない

認知症になると、気持ちが不安定になります。うまくいかないイライラや、今後への不安によるものと考えられます。

落ちこみやすくなった

日常の作業がうまくこなせなくなり、本人も自分の異常を自覚しはじめると、「もうだめだ」と悲観することが多くなります。

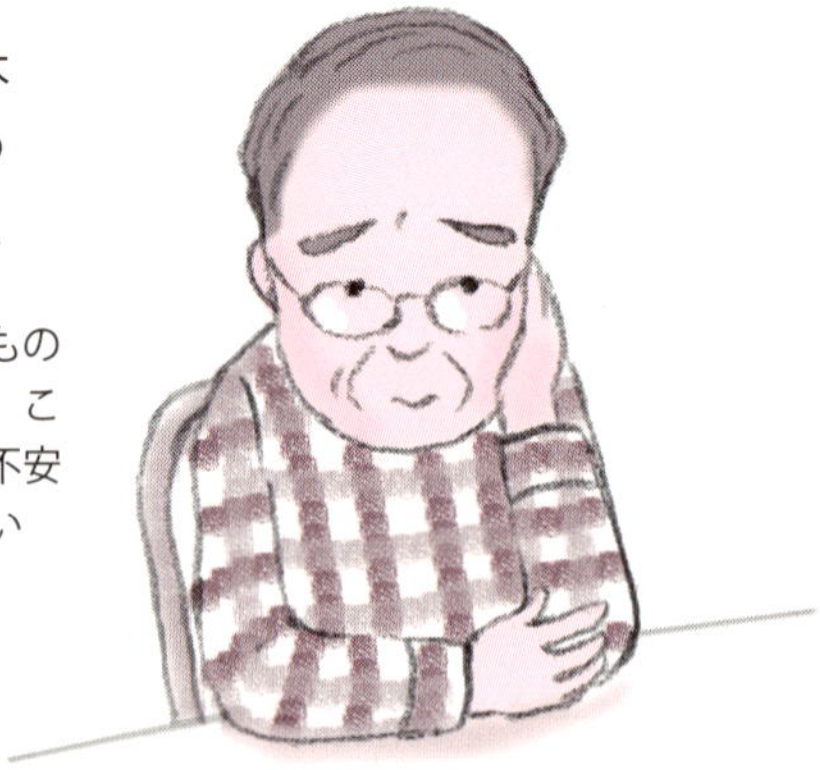

これまでどおりにものごとを進められず、この先どうなるのか不安な気持ちでいっぱい

周囲の気づき

- 死にたいという
- ひとりになることを怖がる
- バカになったという
- 泣くことが増えた
- 外出時、持ち物を何回も確かめる

本人の気持ち

自分の置かれている状況がうまく把握できず、不安な気持ちを抱いています。約束を守れず、「信用を失ってしまった」「とんでもない失礼をした」と落ちこむことも少なくありません。

できない気持ちが落ちこみにつながる

初期のころは、病気を自覚できる人もいます。できないことが増えて自尊心が傷ついたり、自信をなくして落ちこみます。また、人とコミュニケーションがとれない、感情をうまく伝えられないなどで、孤独感に陥り、抑うつ症状を示す人も少なくありません。

うつ病の可能性もある

なかには寂しさから家族の側を離れようとしない人もいます。

ただし、うつ病でも、似たような症状を示すことがあるので、専門医による診断が必要です。

意 欲がなくなる

これまでどおりにいろいろなことができないので、余暇を楽しめない人もいます。

本人の気持ち

ものごとをやり遂げる能力が低下し、「どうせできない」「やる気が起きない」と意欲も低下しています。

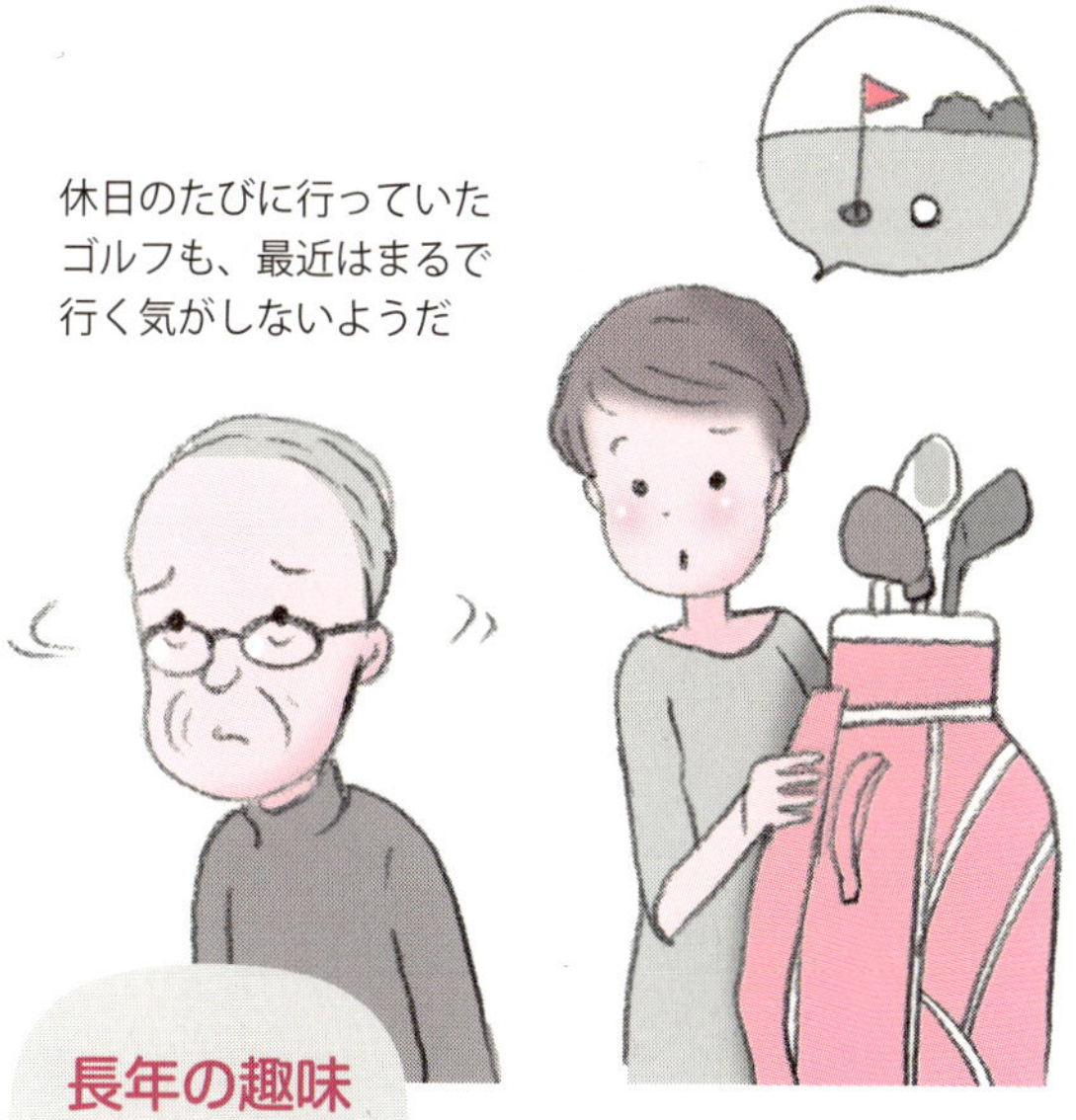

休日のたびに行っていたゴルフも、最近はまるで行く気がしないようだ

周囲の気づき

長年の趣味を放り出す

だらしなくなった

面倒がる

解説 老年期うつ病と認知症は深く関連している

うつ病はあらゆる年代で起こる心の病気です。老年期に発症すると、認知症のように記憶力や認知能力が低下することがあります。また、認知症でも落ちこみがみられるため、両者の見極めは難しいといわれています。

うつ病が原因で記憶力や認知能力が低下している場合は、治療によって回復が期待できます。

ただ、うつ病から認知症に移行する場合も少なくありません。老年期うつ病と診断された場合は、認知症のことも念頭に置く必要があるでしょう。

認知症

徐々に症状が現れるため、周囲が気づきにくい。また、「死にたい」という感情はあまり抱かない。

老年期うつ病

抑うつ気分が続き、「死にたい」という気持ちがどんどん強くなる。

老年期うつ病から認知症に移行する人は、健常の高齢者に比べて多い

うつ病は治療で回復するが、認知症は治療で進行を止めることはできない

詳しくは講談社『認知症と見分けにくい「老年期うつ病」がよくわかる本』をご覧ください。

知っておきたい
早期発見20のポイント

「もしかして、認知症では？」と気づいたきっかけを、認知症の人を介護する家族に聞きました。

医学的な診断基準ではありませんが、早期発見の目安としてチェックしてみましょう。

もの忘れがひどい

- □ 今切ったばかりなのに電話の相手を忘れる
- □ 同じことを何回もいう、問う、する
- □ しまい忘れ、置き忘れが増え、いつも捜し物をしている
- □ 財布、通帳、衣類などが盗まれたと人を疑う

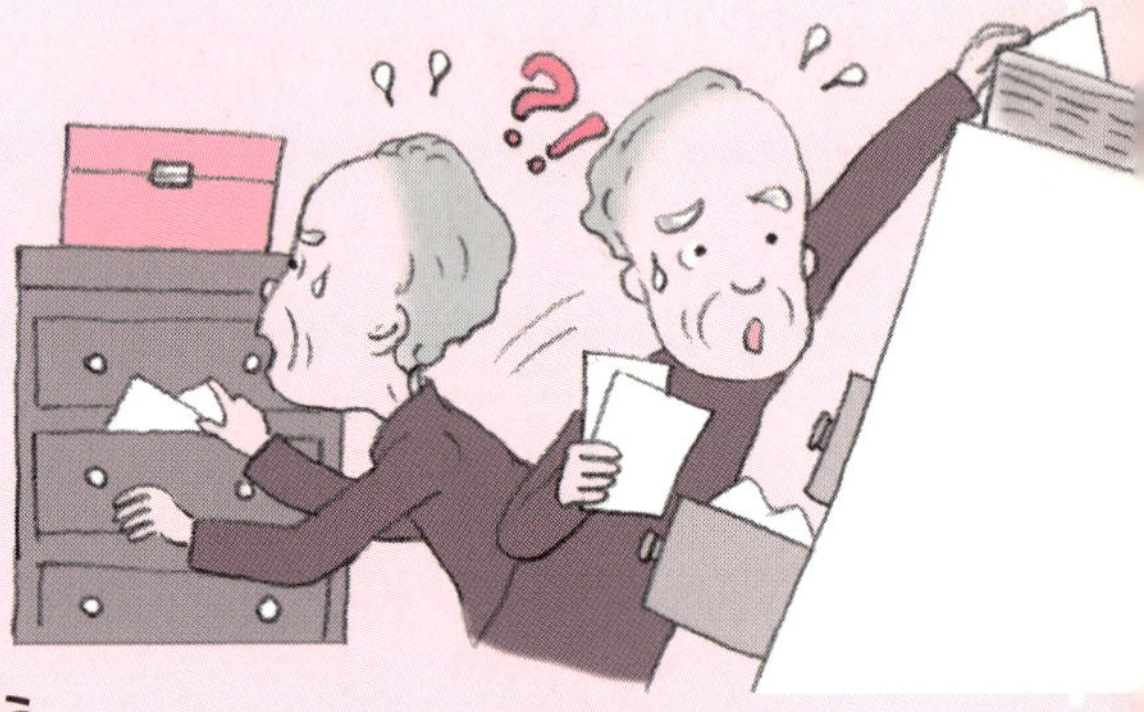

家の中でごそごそしている様子が目につくようになった

理解力・判断力が衰える

- □ 料理、片づけ、計算、運転などでミスが多くなった
- □ 新しいことが覚えられない
- □ 話のつじつまが合わない
- □ テレビ番組の内容が理解できなくなった

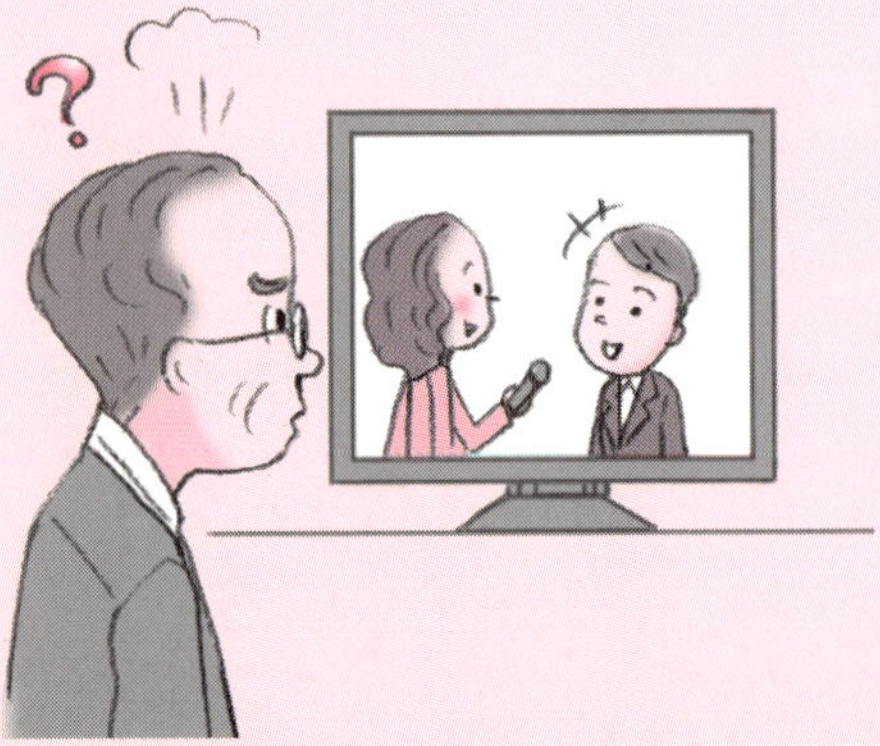

テレビを観ていて、いきなり怒り出すこともある

時間や場所がわからない

- □ 約束の日時や場所を間違えるようになった
- □ 慣れた道でも迷うことがある

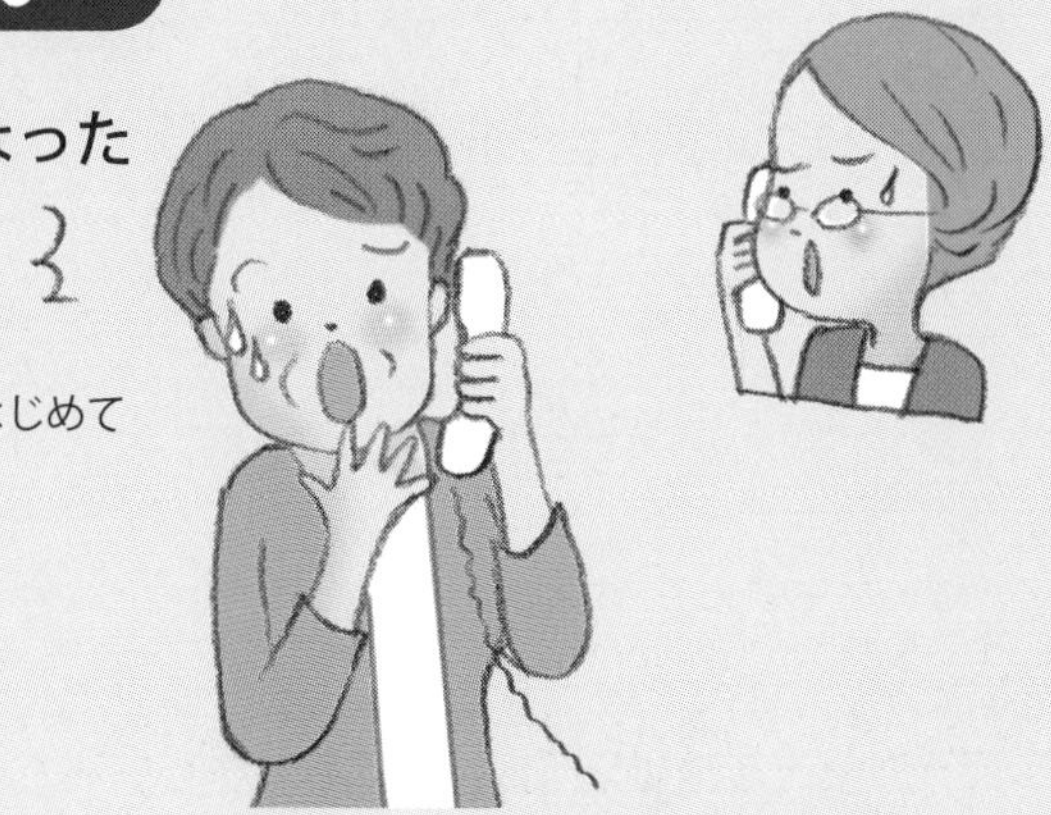

電話がかかってきてはじめて
約束を思い出した

人柄が変わる

- □ ささいなことで怒りっぽくなった
- □ まわりへの気遣いがなくなり、頑固になった
- □ 自分の失敗を人のせいにする
- □ 「このごろ様子がおかしい」と
周囲の人にいわれた

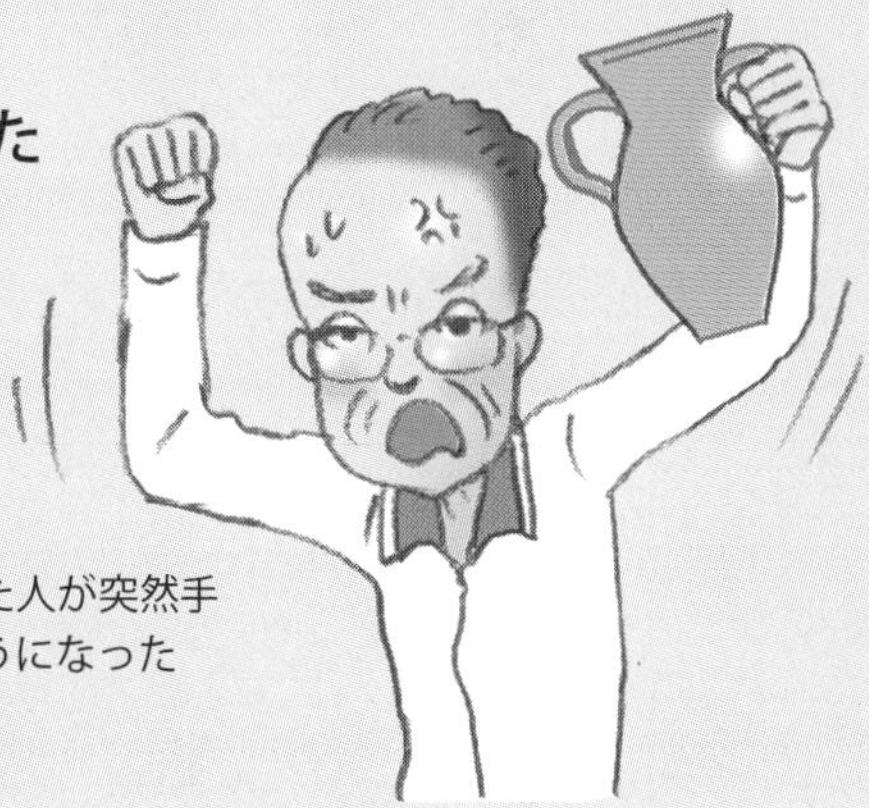

穏やかだった人が突然手
をあげるようになった

不安感が強い

- □ ひとりになると怖がったり、寂しがったりする
- □ 外出時、持ち物を何度も確かめる
- □ 「頭が変になった」と本人が訴える

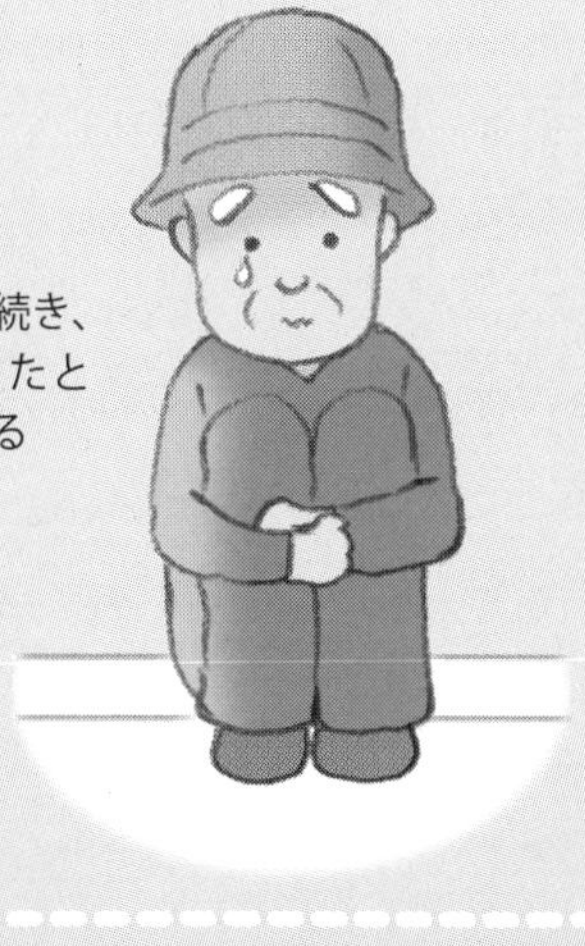

困ったことが続き、
涙もろくなったと
感じる人もいる

次のページに続く

意欲がなくなる

- □ 下着を替えず、身だしなみに構わなくなった
- □ 趣味や好きなテレビ番組に興味を示さなくなった
- □ ふさぎこんで何をするのも億劫《おっくう》がり、嫌がる

公益社団法人認知症の人と家族の会
「家族がつくった認知症早期発見のめやす」

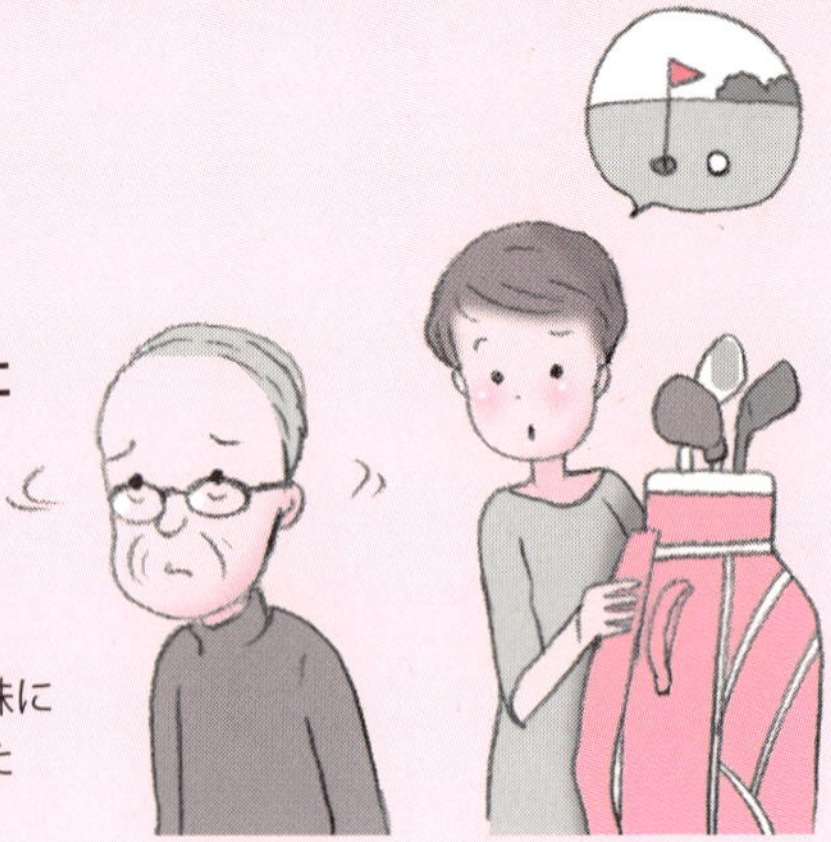

あんなに打ちこんだ趣味にも関心を示さなくなった

いくつか思い当たることがある

受診の仕方は88ページへ

受診の際は、「認知症の検査」と本人に告げないほうがよい場合が多い。自尊心を傷つけないようにこころがけて。

早期受診はメリットが大きい

認知症の早期発見は、本人にとっても、家族にとってもメリットがあります。

そのひとつは、認知症かどうかも含め、原因が明らかになること。早期から適切な対応ができます。

認知症の正しい知識や対応がわかれば、生活の混乱を少なくでき、進行を遅らせることにもつながります。また、制度やサービスの利用なども、余裕をもって準備できます。

治療できる

原因によっては、早期発見で治療できるものもある。

生活を整えられる

特に 65 歳以下で発症する若年性認知症は早期発見が重要。工夫しだいで、仕事も続けられる場合がある。

医師との関係がつくれる

医師と患者の関係も、人間関係のひとつ。医師と初期段階から対話し、信頼を築きあげたい。

2 徐々に日常が混乱していく

一つひとつ、できることが少なくなっていくような日々に、

家族や介護者は少なからずショックを受けるでしょう。

しかし、どんな行動にも本人なりの理由があります。

失敗して悔しい、悲しい気持ちがあるのかもしれません。

いちばん混乱しているのは、ほかならぬ本人なのです。

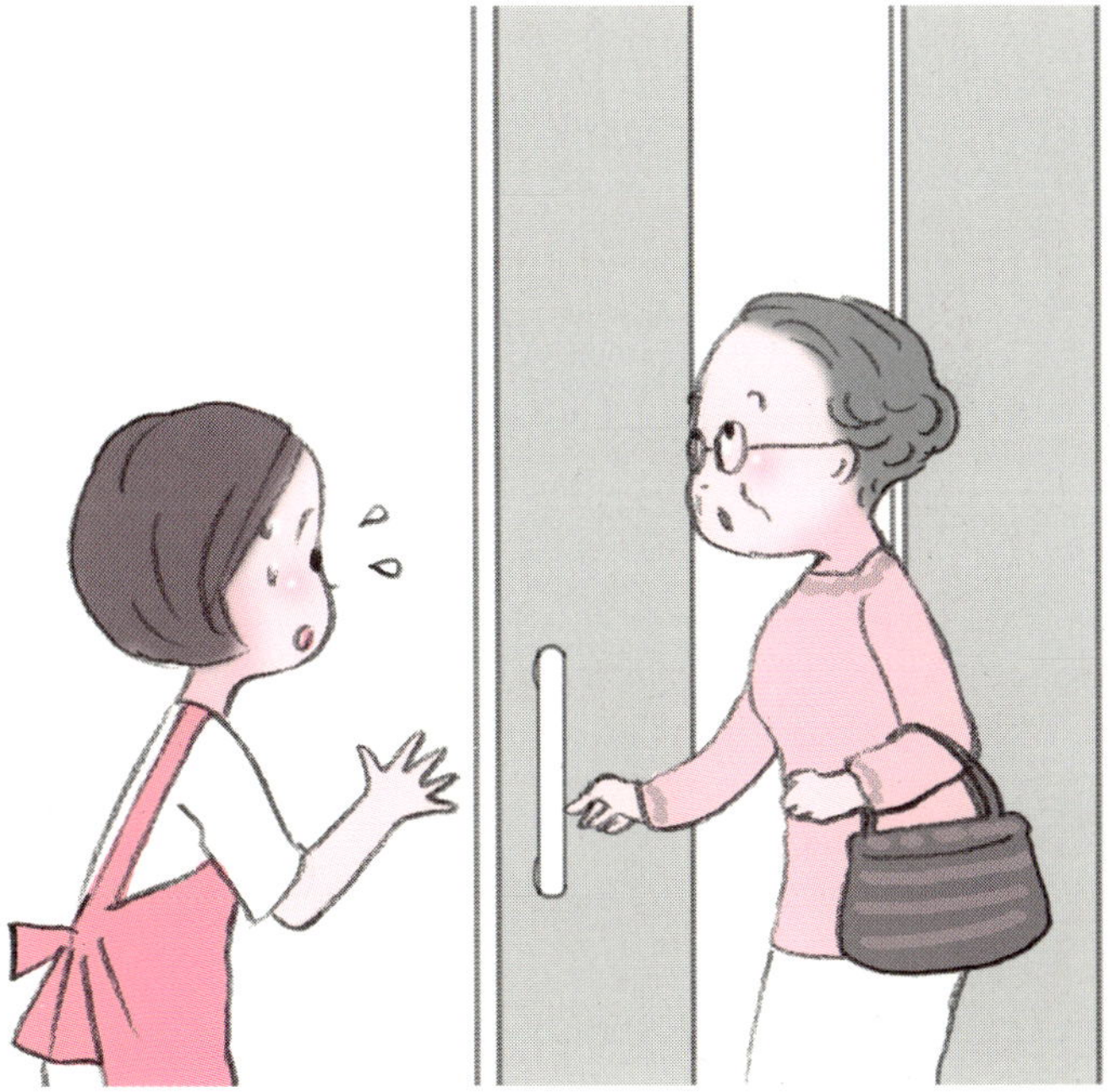

ケース

トイレではない場所で排泄してしまうBさん

プロフィール

80歳のBさんは、長男夫婦との3人暮らし。前立腺肥大症と認知症を患っていますが、介護サービスを受けながら自宅で暮らしています。

1 Bさんは5年前から患っている前立《ぜんりつ》腺《せん》肥《ひ》大症《だいしょう》の影響で頻尿《ひんにょう》があります。認知症は3年前に診断されましたが、最近では徘徊も始まり、少しずつ症状が進行しているようです。

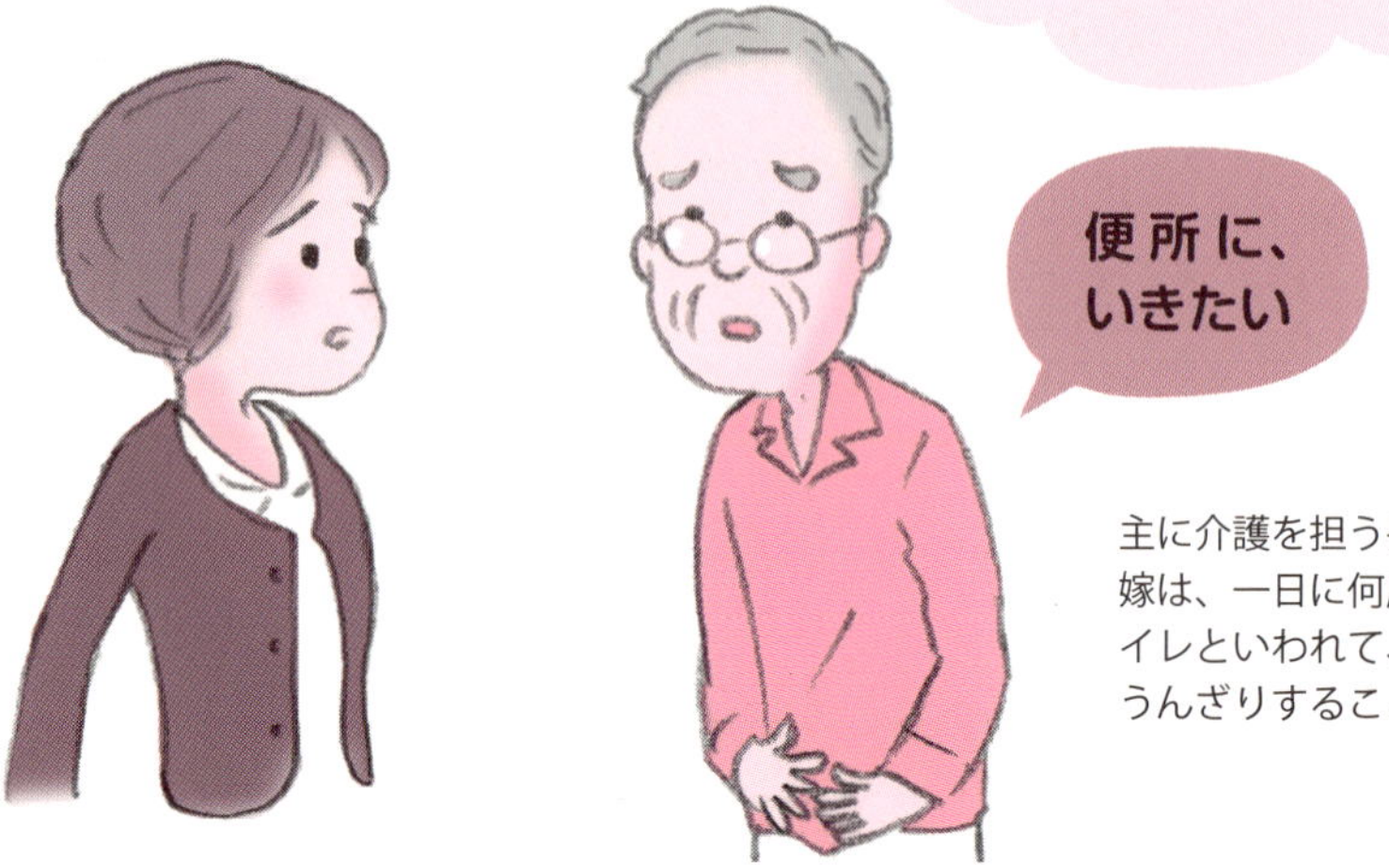

便所に、いきたい

主に介護を担う長男の嫁は、一日に何度もトイレといわれて、少しうんざりすることも

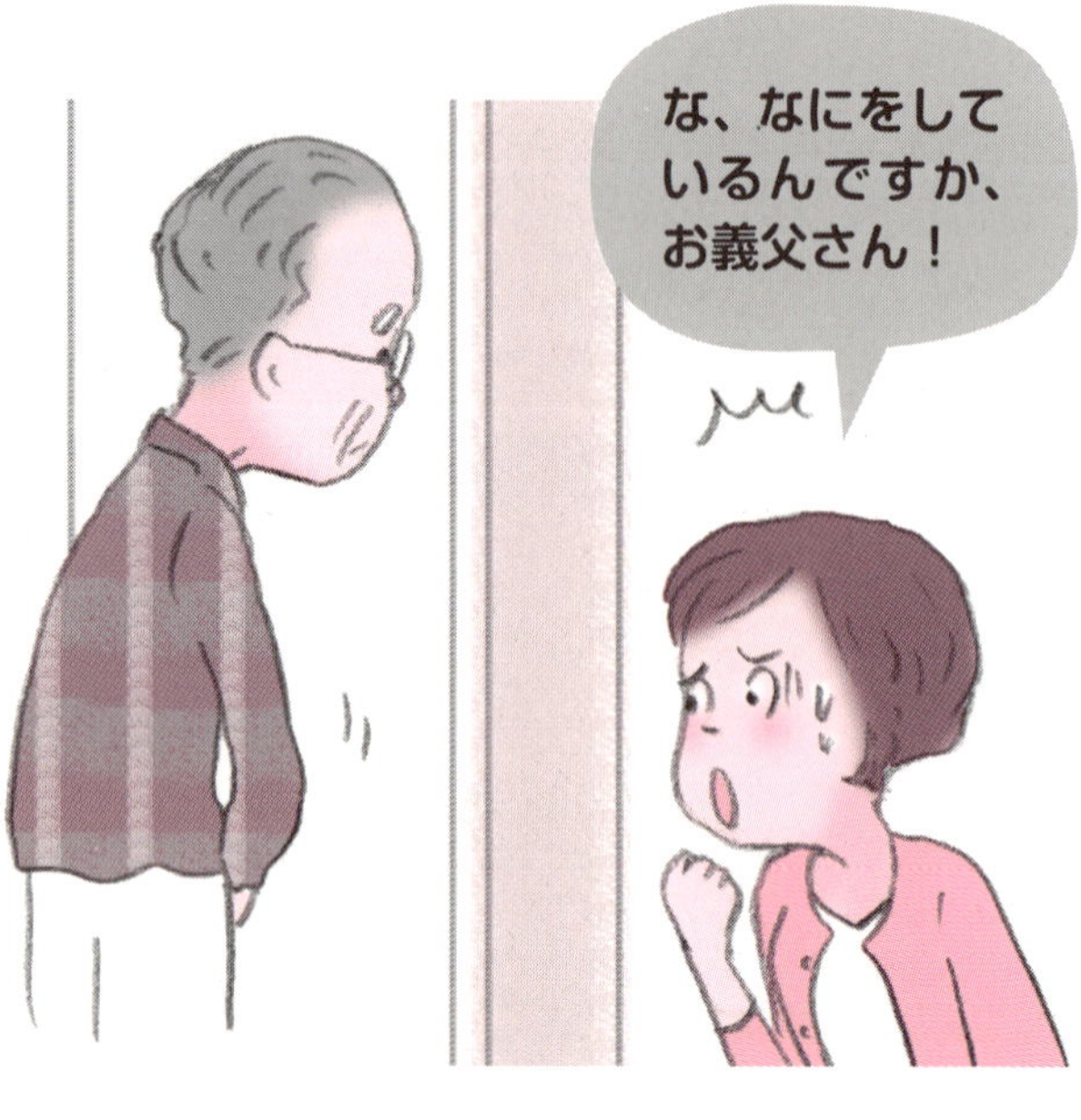

な、なにをしているんですか、お義父さん！

2 ある日、夜中にごそごそと音がするのでお嫁さんがようすをみに行くと、Bさんが廊下の隅で用を足していました。今までこんなことはなかったのに、とお嫁さんはがっくりきてしまいました。

廊下の壁に向かって放尿していた

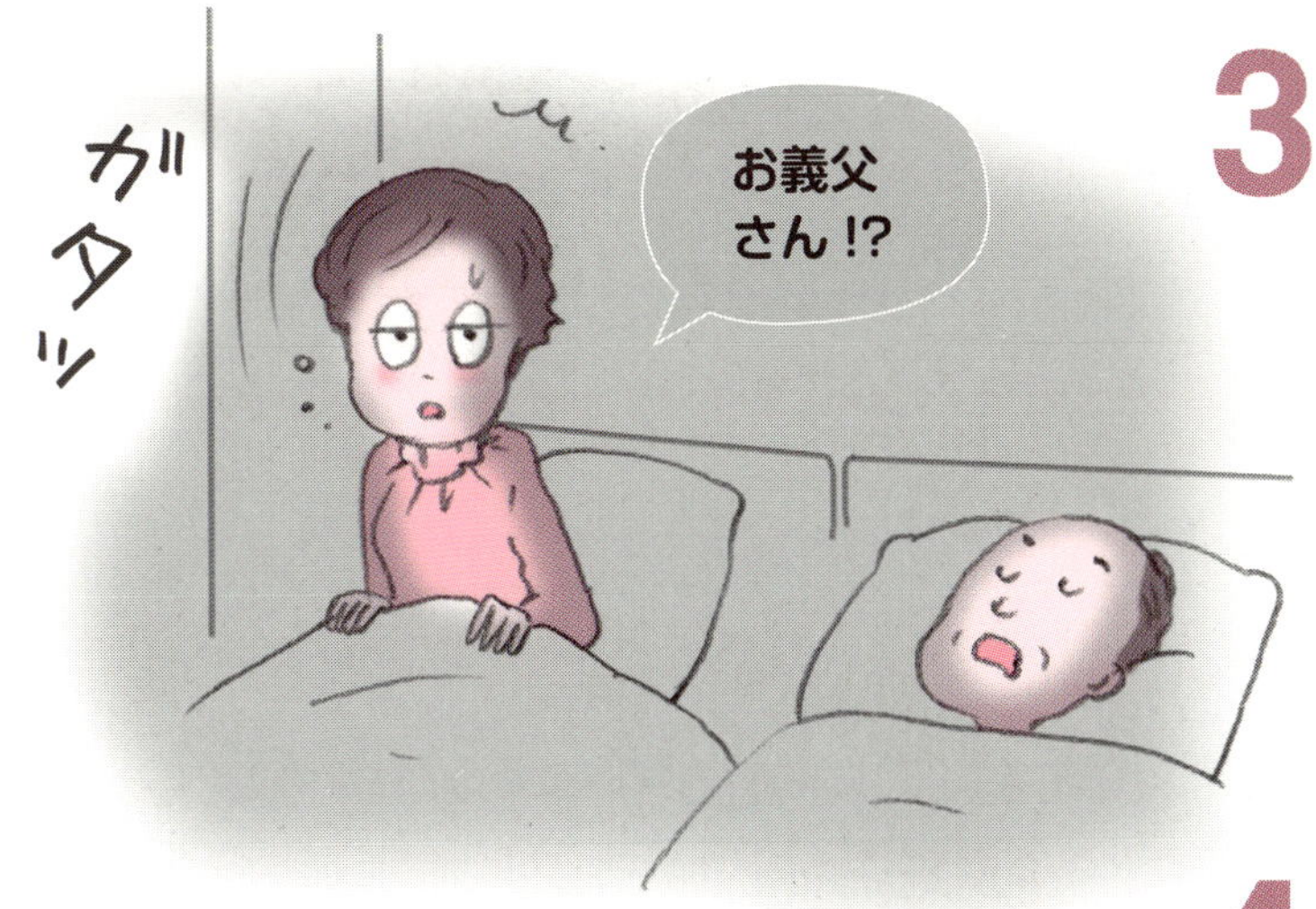

3 それからお嫁さんは、夜中に物音がするたびに「またお義父さんが廊下でしていたらどうしよう」と目が覚めるようになりました。

ちょっとした物音にも
敏感になり、眠れない
毎日が続く

4 困った長男夫婦は、主治医に相談してみました。「Bさんはトイレの場所がわからなくなっているのでは」と指摘されました。

5 Bさんも困っているのだと気づいた長男夫婦は、トイレのドアに張り紙をしました。また、失敗しても後片づけがしやすいよう、壁紙を防水のものに張り替え、床には防水シートを敷きました。片づけが楽だと思うと、気持ちも優しくなれました。

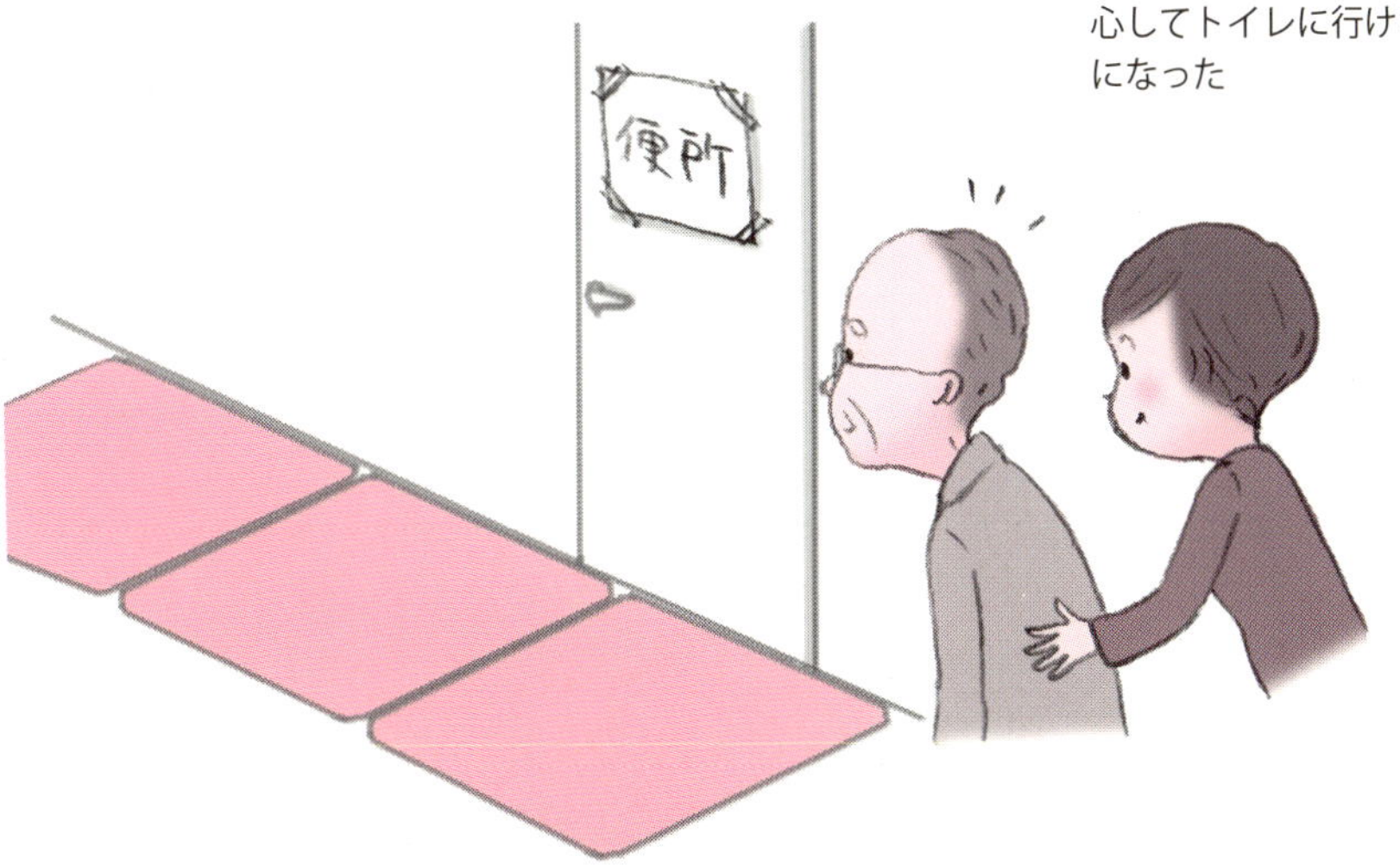

「便所」と大きく書かれた
張り紙を見て、Bさんは安
心してトイレに行けるよう
になった

もの盗《と》られ妄想

財布がない。盗まれたに違いない

捜し物が増えるようになると、しだいに「あなたが財布を盗んだのでしょう」と人を疑いはじめることがあります。

介護者を泥棒扱いする

　ものが盗まれたという妄想は、認知症でよくみられる症状です。特にアルツハイマー病の女性に多くみられます。

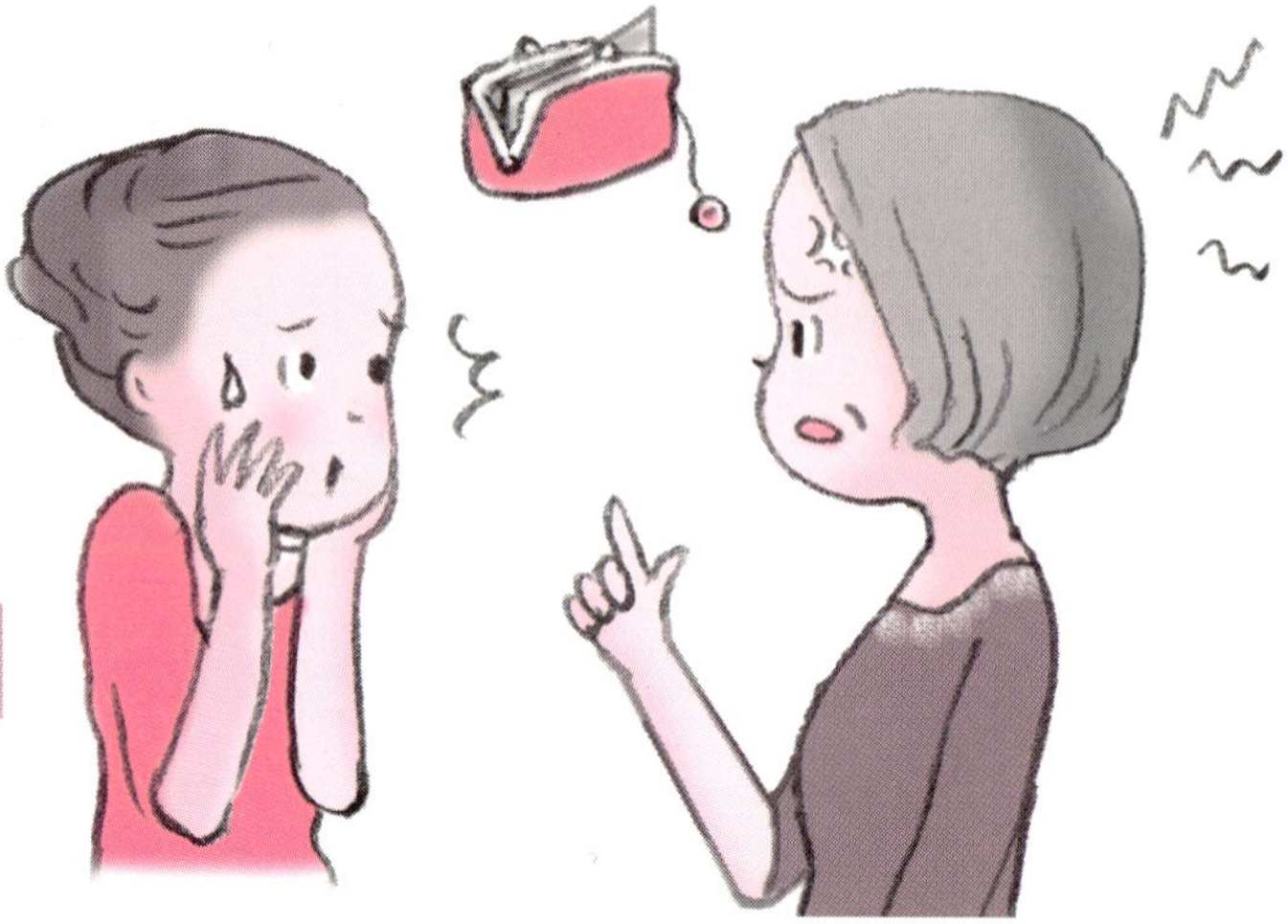

介護者を疑ってののしりの言葉をかける

こんなケースも

通帳の残高が減っているという

着物や骨董品《こっとうひん》、処分したものなどを「盗まれた」という

「あの人が来るたび、お金がなくなる」などと悪口をいいふらす

本人の気持ち

「私の知らないうちに隠された」

　認知症の人は、自分に不利なことは認めようとしません。しかし、財布がないのは現実。記憶の空白を埋めるつじつま合わせと、「お金がなくなってどうしよう」という切迫感が、「だれかが隠した」という妄想になるのです。

じょうずに受け流すのがベスト

「盗まれた」と思いこんでいる人に真っ向から反論をしても、疑いは晴れず、かえって騒ぎが大きくなります。

保管場所を伝える

通帳や財布など貴重品の保管場所を決め、こまめに伝える。

否定しない

まずは「そうですか」「困りましたね」と同意する。

演じる

「すみません、集金の人がきたのでお金を借りました」と答え、お金を返す演技をする。やってもいないことを認めるのではなく、悪役のふりをする。

第三者に協力してもらう

第三者に、捜すのを手伝ってもらったり、本人の話を聞いてもらったりするとよい。ただし、疑われた人を「犯人」とする意見に同意するような相槌を打たないこと。

いっしょに捜す

「いっしょに捜しましょう」といって、本人と捜す。疑われた人がみつけると「隠したのを出した」と思われるので、かならずいっしょに発見すること。

✖ **「お母さんがしたんでしょ」という**

否定すると妄想がさらに強まり、お互いの関係性が悪化する。

認知症がいわせている。真に受けない

もの盗られ妄想は、記憶障害などの中核症状に加えて、本人が抱える不安や葛藤、お金に苦労したことなどの経験がかかわって発症するといわれています。

泥棒よばわりされるのは不愉快なことですが、冷静な対応を。犯人扱いされるのは、身近な存在であるためで、信頼されていないからではありません。まずは、本人の「困っている」という気持ちを受け止めます。

9大法則チェック

第1、2、3、8法則

自己有利（3）、出現強度（2）などが具現化した例。記憶障害のしくみ（1）を理解し、生活歴など相手の状況から理由を推察しよう（8）。

被害妄想

私なんていないほうがよいのだろう

症状のひとつに「見捨てられ妄想」があります。なんらかの原因によって、大切な人を失いたくない気持ちが強くなっているのです。

悪口をいわれていると思いこむ

介護に熱心な家族や介護者に囲まれていても、「私を見捨てる相談をしている」「嫌われている」などと思いこみます。第三者に訴えることもあります。

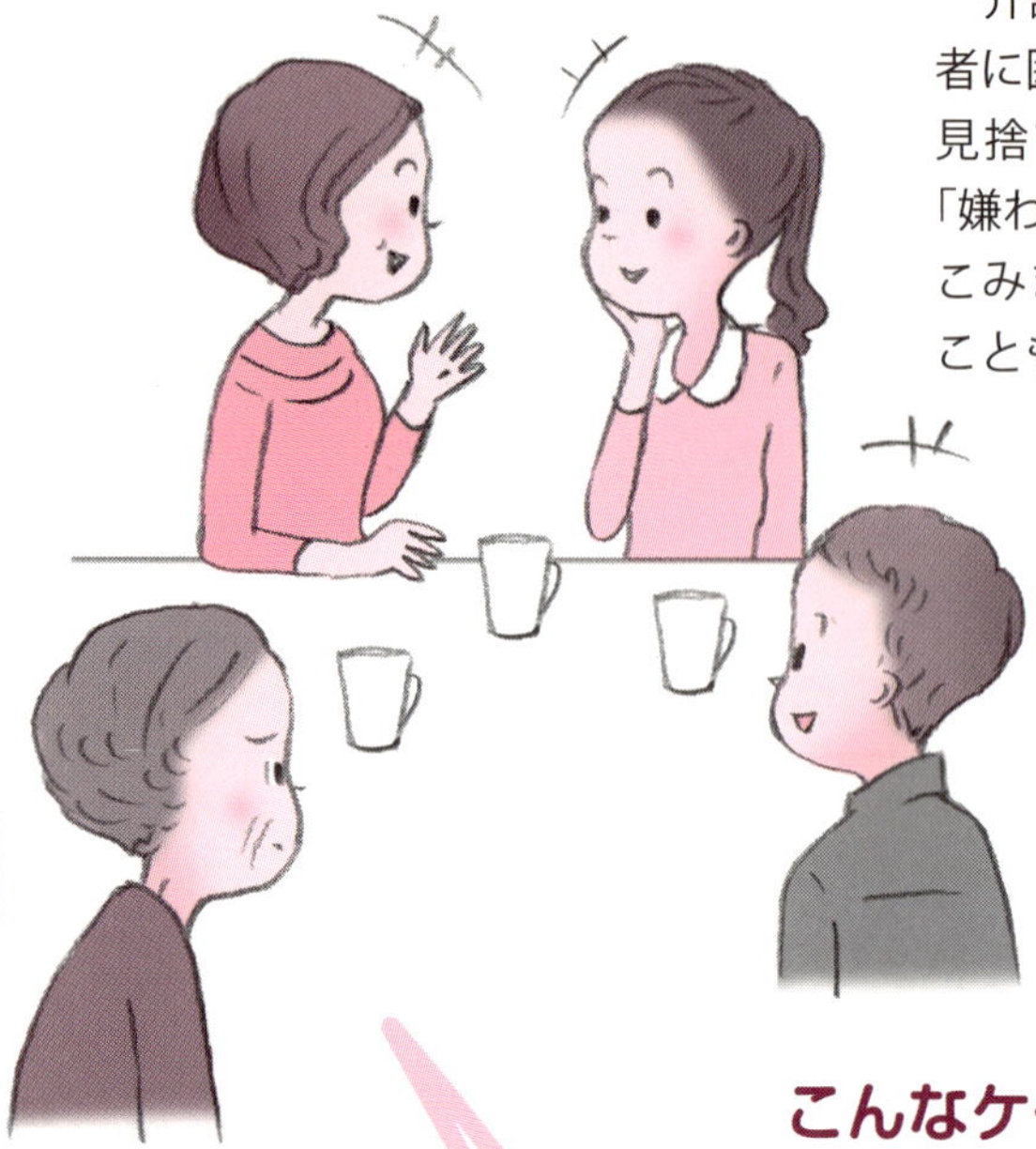

団らんの会話についていけず、本人は仲間外れにされていると感じる

本人の気持ち

「みんなに迷惑をかけてばかりだ」

失敗が多くなり、「家族に迷惑をかけて申し訳ない」という気持ちがあります。また、失敗をくり返す自分は「家族の一員として役に立たない」と自信をなくし、「家族に見捨てられたら生きていけない」と不安を募らせます。それが家族に見捨てられるという妄想を生み出します。

こんなケースも

近所の人に「家族にいじわるされている」といいふらす

「見捨てられた」「消えたい」とつぶやく

「浮気して、おれを捨てるのか」と責める

妄想の世界でも認知症の人には現実

「家族がいじめる」「どこかに追い払おうとしている」「食事に毒が入っている」などの被害妄想は、本人と周囲の人間関係を混乱させます。本人が訴える内容は、明らかに事実とは違うことが大半ですが、本人にとっては深刻な現実です。それに対して反論したり、否定したりすると、ますます頑《かたく》なな態度になりかねません。

大切なのは、本人の訴えをよく聞くこと。その裏側にある「家族の一員として役立ちたい」「わかってほしい」「見捨てられたくない」という思いをしっかり受け止めましょう。本人の心の安定をはかることで、被害妄想は減ります。

9大法則チェック

第5、7、8法則

感情は最後まで残っており（5）、むしろまわりのネガティブな感情には敏感になる。不安や悲しい気持ちを理解し（8）、温かい気持ちにさせてあげたい（7）。

不安や寂しさをなくしてあげたい

本人が「見捨てられる」「のけ者にされる」と感じているなら、まずその気持ちに寄り添うことが大切です。

会話を増やす

本人のつらい気持ちに耳を傾ける。「それは悲しいですね」などと共感する。

原因を探る

環境の変化や体調がわるくて弱気になっている場合もある。妄想の原因を考え、安心させる方法をみつける。

何かの役割を

家族や施設の一員として尊重する。配膳など本人にできることはしてもらう。

✕ 「バカなことをいうな」と取り合わない

否定すると、「この人も私を嫌がっている」というネガティブな感情だけが残る。

帰宅願望

もう家に帰らないといけない

夕暮れ時になるとおちつかなくなったり、どこかへ行こうとしたりする場合があります。「夕暮れ症候群」といい、よくみられる症状です。

ここは自分の家じゃないという

記憶障害と見当識障害のため、自分が今どこにいるのかわからなくなっています。以前に住んでいた家が本人にとっての「自宅」なのです。

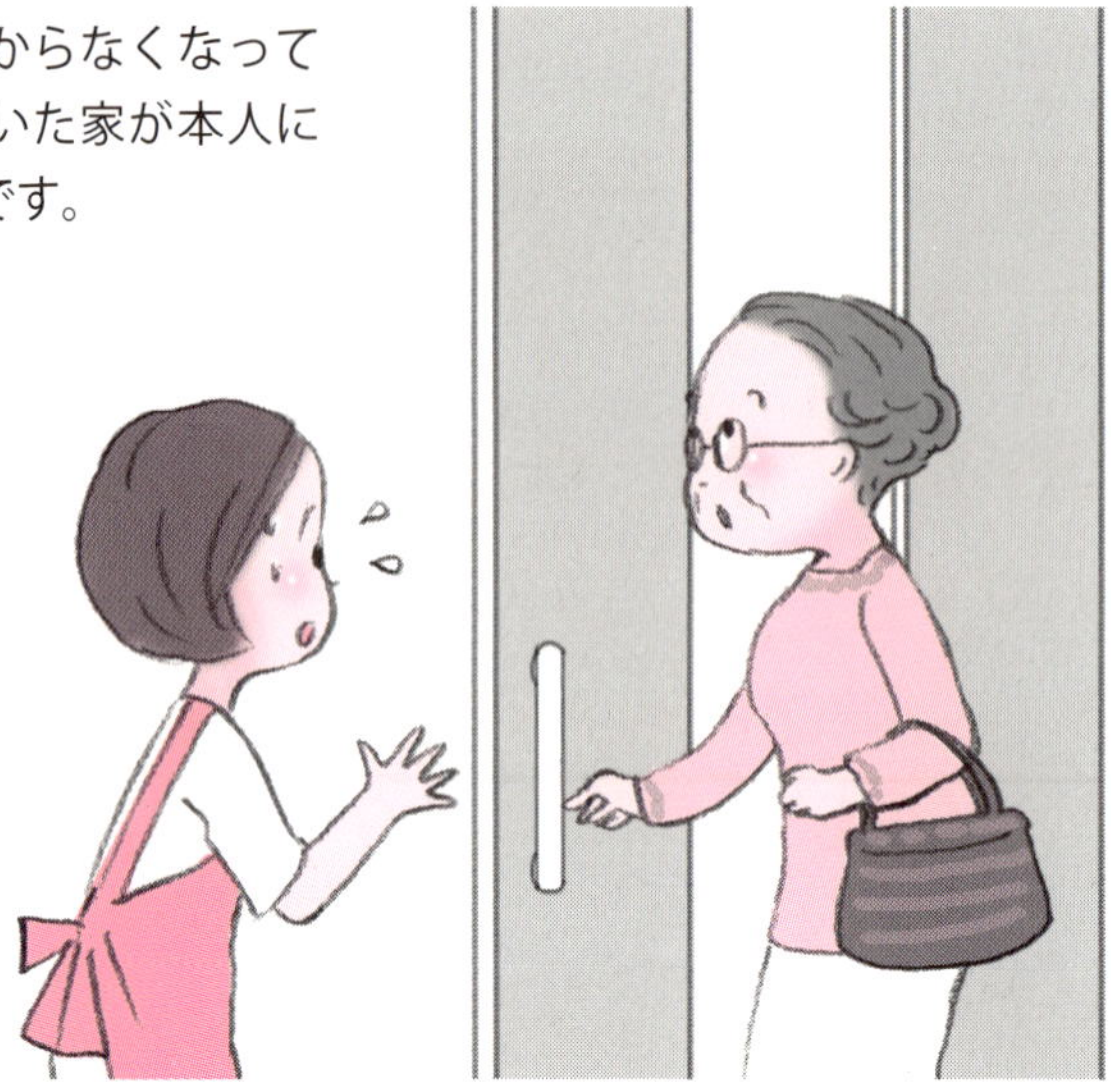

夕方になると荷物をまとめ、出ていこうとする

こんなケースも

入所したての施設になじめない

デイサービスを受けている途中で「用がある」、と帰ろうとする

今の家を自分の家と思えず、子どもの頃の家に帰りたがる

本人の気持ち

「家で家族が待っているから」

自宅にいるのに、「知らない場所にいる」と感じ、記憶の中の「家」に帰ろうとします。記憶の中の家では、子どもがおなかを空かせて待っているので、「早く家に帰らなければ」と急いでいるのです。

気持ちを認めたうえで

本人は「自宅」という安心できる場所に帰りたいのです。引き留めると不安や不信感が募ります。

しばらくいっしょに歩く

「そこまで送りますよ」といい、近所をいっしょに散歩する。気持ちがおちつき、素直に戻ってくれる。

気をそらす

「あなたの分の食事も用意してしまったので」「お茶だけ飲んでいってください」などと、気分転換させる。

✕ 無理に引き留める

あなたが会社や他人の家にいるときに「帰るな」と言われたらとまどうはず。それと同じ。無理に引き留めると「監禁される」と感じ、ますます抵抗する。

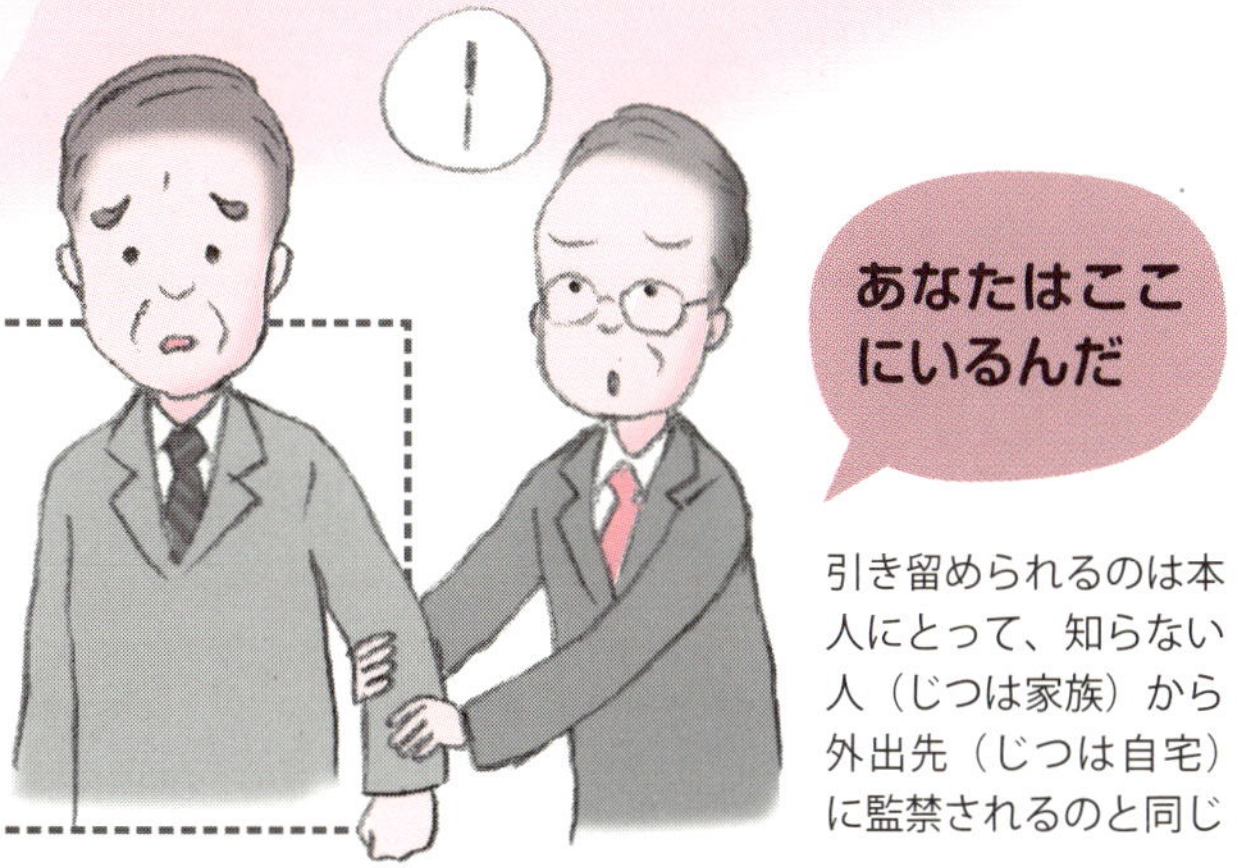

引き留められるのは本人にとって、知らない人（じつは家族）から外出先（じつは自宅）に監禁されるのと同じ

記憶の中の「家」に帰りたい

夕方になると、家に帰ろうとおちつかなくなる「夕暮れ症候群」。認知症の人は過去に生きているので、「家」とは、生まれた家など記憶の中の家をさす場合があります。また、具体的な場所ではなく、安心できるところ、自分の居場所という意味の観念的な「家」であることもあります。

いずれも「帰りたい」という訴えにこめられた本人の思いを受け止める姿勢が大切です。

9大法則チェック

第1、7、8法則

記憶が逆行している（1）と現在地も把握しにくくなる。なぜ帰りたがるのかを考え（8）、その気持ちを否定しない（7）ことが大切。

息子はまだ小学生のはずだけど

家族の顔を忘れるというのは、家族にとってとてもつらい症状です。しかし、忘れているわけではなく、昔の家族の姿が今の記憶なのです。

「あなただれ？」という

記憶障害によって記憶が遡ったり、見当識障害によって人物の認識が難しくなると、家族の顔もわからなくなります。

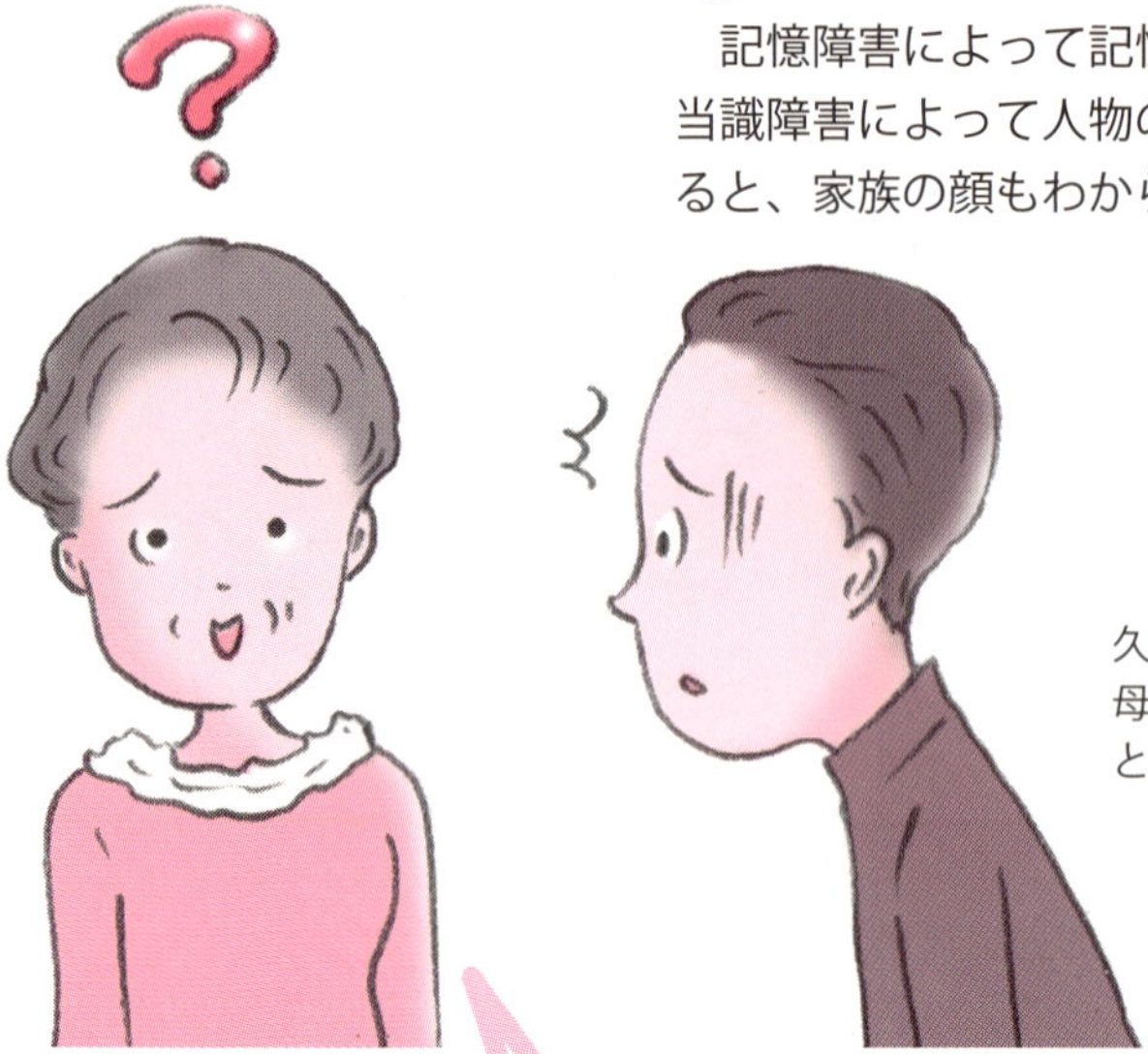

久しぶりに会った母親は、自分のことを忘れていた

本人の気持ち

「私より年上の人が息子？」

認知症の人は、過去の記憶の中で生きています。記憶の中で自分の子は小学生なのに、突然、見知らぬ中年の男性から「お母さん」とよばれても、理解できません。「どなたですか」と聞き返すのは当然です。

エピソード

「結婚してください」

妻の顔を忘れた夫が「あなたを心から愛している。結婚してください」といった。「もう結婚しているわ」というと安心した。はじめての愛の言葉だった。

こんなケースも

夫に「おたくはお子さん何人？」と尋ねる

娘を姉や母だという

息子に向かって「お父さん」とよびかける

愛情と記憶は比例しないもの

家族の顔を忘れるというのは、家族にとってショックな出来事です。しかし、本人は決して「愛していないから忘れた」わけではありません。

認知症の人は、過去の記憶の世界に生きており、現在の家族と、記憶の中の家族はかならずしも一致しません。特に、たまに会う程度だと忘れがちに。また、記憶の中の家族と身近な人を結びつけ、人違いすることもあります。

本人にとって、覚えていることと、家族への愛情は別物です。顔や名前がわからなくても、愛情や感謝の気持ちを伝えたり、表情やしぐさで表現しようとしています。その気持ちを受け取り、心を通わすことで、絆はつながっていくでしょう。

悲 しんだり嘆いたりしない

たとえ家族の顔を忘れても、「親切な人」「大好きな人」という感情は残ります。「親子」から「大切な人同士」という関係になるだけ、と考えてみましょう。

演じる

母や夫と思われているなら、そのようにふるまうのもひとつの手。

スキンシップを図る

家族と認識できなくても、心は生きている。本人の手を握ったり、目を合わせたりすると、心が通うようになる。

第三者に紹介してもらう

長い間会っていなくて忘れられた場合は、身近な人からさりげなく紹介してもらうのもよい。

✕ 否定して悲しむ

「息子なのに」といい聞かせても、怒りや悲しみだけが伝わってしまう

9大法則チェック

第1、2、5法則

家族を忘れるのは記憶が逆行（1）しているため。身近な人を忘れやすいが（2）、「この人は娘だ」などと強くいい聞かせるのは逆効果（5）。

昼夜逆転

今が何時なのかよくわからない

年齢を重ねるとだれでも睡眠リズムが変化します。認知症になるとさらに睡眠リズムが乱れて、夜中に騒ぎ出すこともあります。

真 夜中に起き出す

昼夜が逆転したり夜中に騒いだりする症状が起こると、介護者は心身ともに疲労困憊します。

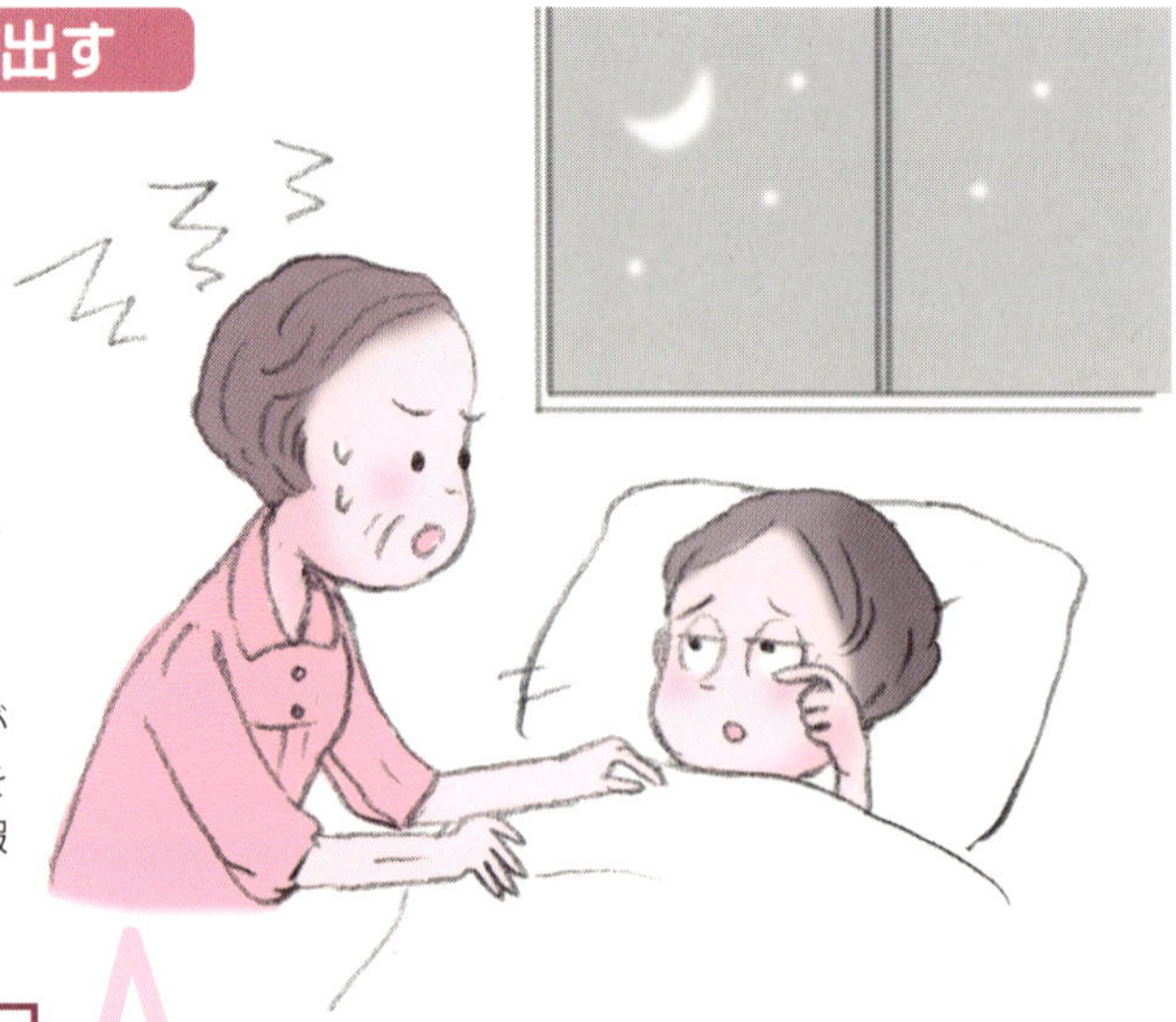

夜になると「泥棒がきた」などと家族を起こす。110 番通報してしまうことも

本人の気持ち

「夜はこわくて、ひとりでいられない」

目が覚めたら、「見覚えのない部屋」で寝ていることに気づき、「ここはどこだろう」と、恐怖と不安を感じます。隣の部屋をのぞいたら、だれかがいます。その人を揺り起こし、「助けてほしい」と訴えました。

見当識障害と不安が睡眠を乱す

夜中に起き出して、大声を出したり、周囲の迷惑も考えず活動しはじめたり。昼夜逆転は、家族にとって大きな負担になります。

原因は、体内時計の乱れや見当識障害。日中、あまり活動しないと、夜間の睡眠が浅くなります。健常な人では目が覚めたとき、自分が置かれた状況がわかりますが、見当識障害のある認知症の人は混乱します。今がいつで、何をする時間なのかわからず、「仕事」を始めたり、不安や恐怖に襲われ、騒ぎ出すと考えられます。

また、心身の状態や、寝室の環境などが原因の場合もあります。

夜は安心して眠れるようにする

睡眠リズムを整えることが第一。家族の負担が大きい場合は、医師に相談して睡眠薬を使いますが、副作用もあるので使用は慎重に検討します。

✕ 日中、無理に起こし続ける

昼間、うとうとしないように無理やり起こし続けると、夜中の興奮が増すこともある。監視されているような気分にさせると考えられる。

日中の過ごし方をみなおす

昼間の活動量を増やし、太陽光を浴びられるようにする。１週間、１ヵ月単位で生活をみなおし、リズムを整える。

水を飲ませる

脱水状態になると、脳の神経細胞の活動が妨げられ、「せん妄」が起こることがある。

環境を整える

気温や湿度、明るさ、寝具の寝心地、さらには窓からの街灯の光が気になるという人もいる。本人にとって不安な要素を取り除く。

心身の様子を観察する

昼間の出来事による興奮を夜まで引きずることがある。不安感、尿意、身体の不快感などが原因の場合もある。

9大法則チェック

第6、8法則

夜中に何かを怖がっているとき、それを否定するとますますこだわる（6）。不安の原因を探り（8）、安心できるようなケアをしてあげる。

解説　認知症に合併しやすい夜間せん妄

昼夜逆転の原因のひとつに、夜間せん妄があります。せん妄は、一時的な意識障害で、だれもいないのに人がみえたり、興奮したりします。症状は、急激にひどくなり、数日から数週間で回復します。

高齢者では、環境の変化や脱水症状、薬の副作用などでも起こりやすく、認知症の人はよく合併します。せん妄は原因を取り除くことで治療できるので、昼夜逆転が起きたら、主治医に相談しましょう。

早く会社に行かないと仕事が滞る

認知症の人は、介護を必要とする自分を情けなく感じています。だからこそ、若いころの自分に行動が戻ってしまうのかもしれません。

昔の習慣がよみがえる

バリバリ働いていた時代や、子育て、趣味に励んでいた時代は、充実した人生の記憶。そのころの輝いていた自分に戻っています。

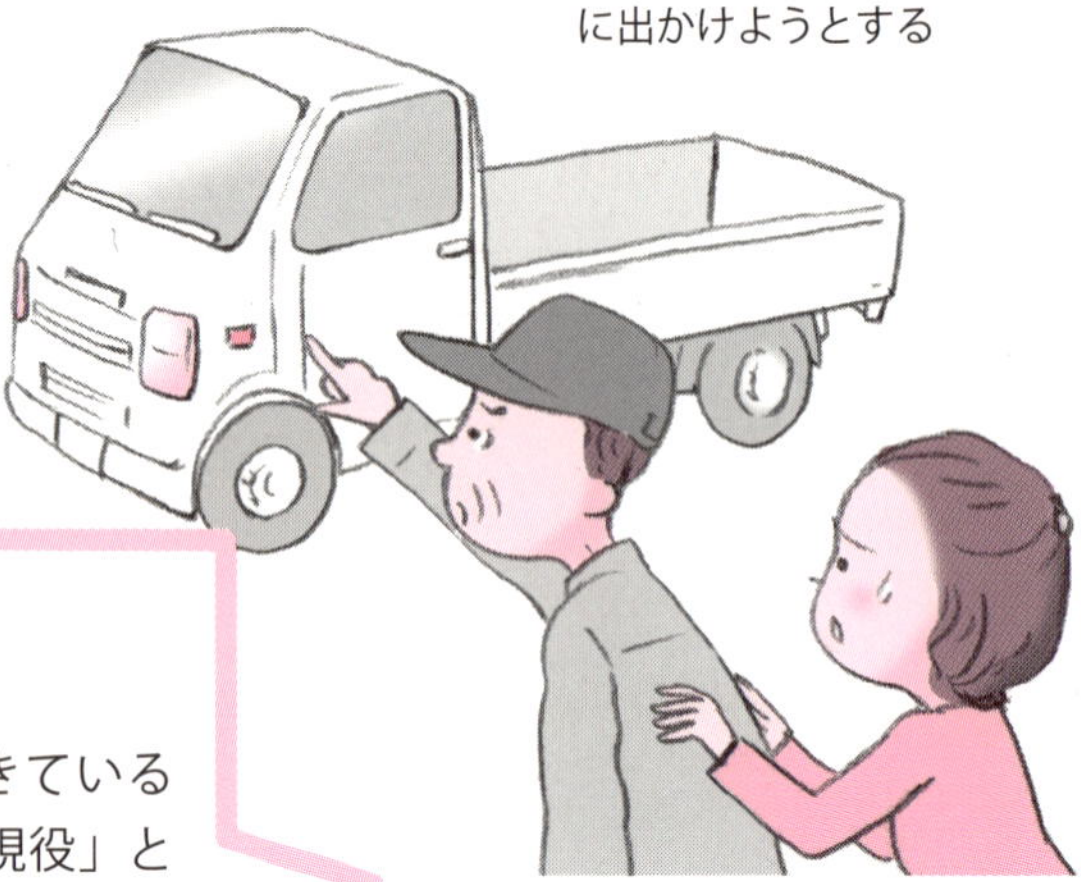

まわりが止めるのも聞かず、車に乗って仕事に出かけようとする

本人の気持ち

「仕事に行かなきゃ」

過去の記憶の中で生きている認知症の人は、「自分は現役」と思っています。本人にとっては、車を運転して田畑に行こうとしているだけなのに、家族に止められ、納得できません。

解説　認知症による常同行動

常同行動とは、ある行為や行動にこだわり、何度もくり返すこと。認知症の中でも特に、前頭側頭型認知症（ピック病など）でみられます。

常同行動には、手をたたくなどの動作のくり返しや、同じコースを歩き回る、毎日、決められたとおりに過ごさないと気がすまないなど、いろいろなものがあります。

こんなケースも

- 名刺を渡すしぐさをする
- 「息子を迎えに行く」と傘を持って出かける
- 「会議がある」とコーヒーやお茶をたくさん淹《い》れて並べる

9大法則チェック

第1、6法則

つらく情けない今の自分を忘れ、生き生きとした自分に戻っている（1）。そのころの自分がしていたことにこだわり（6）がある。

過去の記憶の中で行動している

認知症の人は、ある行動を何度もくり返したり、ある作業に熱中したりすることがあります。その行動は、周囲の人にとって不可解なものがほとんどです。

しかし、本人が記憶の中のどの時代にいるかがわかれば、行動の意味が理解できます。

認知症の人が戻る過去は、仕事や子育てなどで輝いていた時代。そのころの自分に戻ることで、無意識にプライドを維持しているとも考えられます。

周囲の人は、危険を伴うものだけ止めます。それ以外のことは無理にやめさせず、本人の世界に合わせ、見守っていきましょう。

本 人の習慣を尊重する

生き生きとしていた自分に戻り、輝きを取り戻しているとしたら、無理に止める必要はありません。

生活歴と行動を照らし合わせる

常識にそぐわない行動は、止める前に原因を考える。生活歴に起因することがほとんど。

危険がない限り見守る

車の運転など、本人や他人に危険を及ぼすもの以外は、本人がやりたいことを尊重する（→93ページ）。

常同行動を別のことに

同じことをくり返すという症状を利用し、編み物などを趣味にしてもらう。新たな生きがいにつながることもある。

✕ 無理にやめさせる

本人の気持ちを無視してやめさせるのは、こだわりを深め、気持ちを乱す。

お気に入りの服を着替えたくない

加齢に伴い体型が変化すると、ゆったりとした服を好むようになります。認知症になるとさらに、着替えが面倒になったり、衣服の選択ができなくなります。

着替えをいやがる

　おしゃれ好きだった人が、衣服に無頓着になったり、着替えを嫌がって同じ服を着続けたりすることがあります。以前とのギャップに、周囲は困惑します。

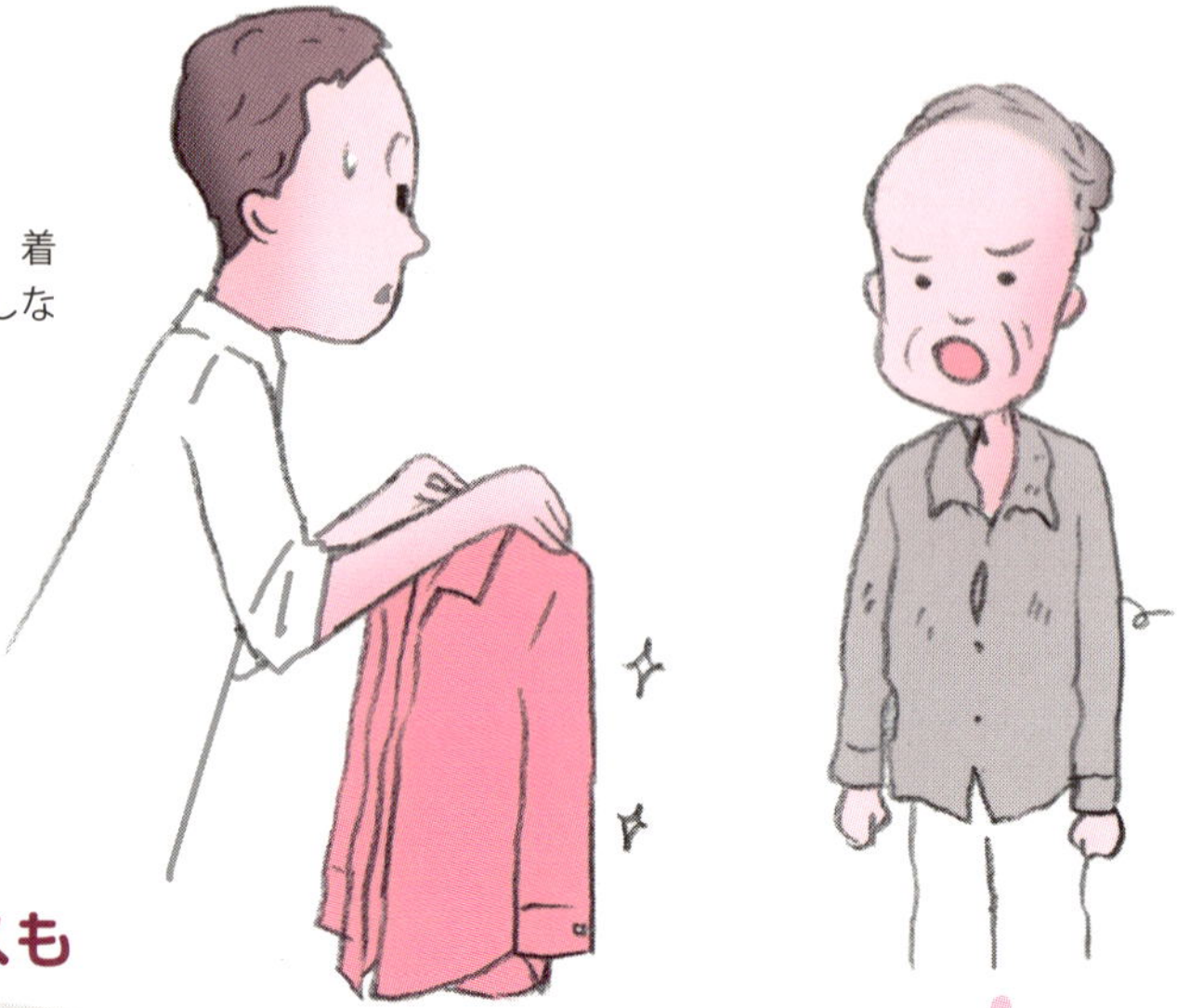

衣服が汚れていても、着替えを嫌がり、身だしなみも整えなくなった

こんなケースも

冬なのにTシャツ1枚だったり、真夏にコートを着たりする

ズボンをかぶり、シャツを穿《は》こうとする

下着のまま出かけようとする

本人の気持ち

「面倒だし、着心地がいいんだ」

　認知症の人は、清潔か不潔かという感覚が鈍くなっていくため、「着替える必要がない」と思っています。環境の変化を嫌う傾向もあるため、「着替えるのは面倒。このままで十分」と主張します。

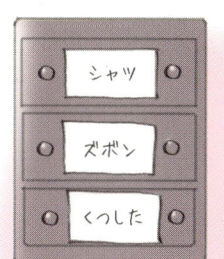

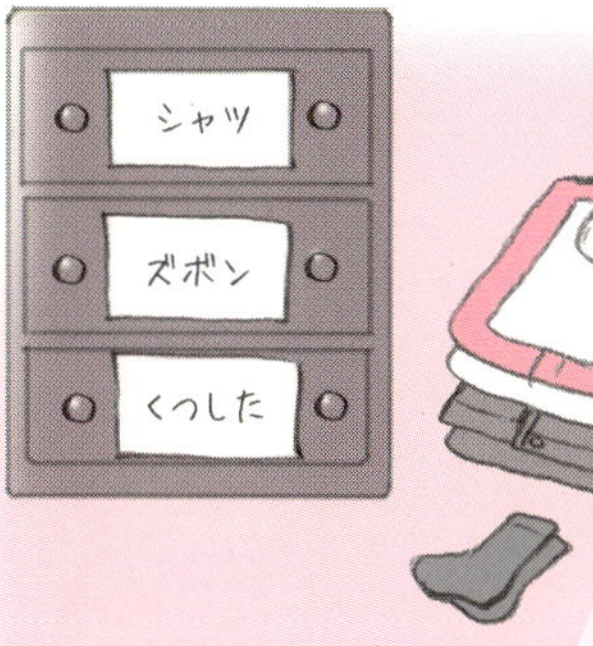

最初に身に着けるものを上に置いたり、文字で示したりする

うまく誘導する

着替えが必要な場合は、本人なりの理由や気持ちを考慮しながら対応しましょう。

わかりやすくしまう

タンスに張り紙をしたり、着替える順番にたたんだりしておく。マジックテープやゴムなど、着脱しやすい服だと自分で着替えやすい。

いっしょに選ぶ

季節やその人らしさを重視しながら、適切な衣服を選ぶ。「あの赤い服がよく似合ってますよ」などと勧める。

第三者とのかかわりをつくる

往診やデイサービスなど、第三者とかかわる日があると、本人も自発的に着替えをすることがある。

✕「みっともない」とたしなめる

汚いなどというと、そのマイナスな言葉のイメージだけが本人に残ってしまう。

本人に不都合がなければ多少は目をつぶる

着替えには、季節や場所、状況に合う衣服を選ぶための見当識や判断力が必要です。正しく着るためには、ものごとを順序よく組み立てて遂行する力も大切です。

認知症の人は、これらの能力が低下するため、着替えが苦手になります。また、同じ衣服にこだわり、放っておくと何日も着替えません。周囲の人は、本人が体調を崩す心配がなければ、多少のことには目をつぶりましょう。

9大法則チェック

第1、3、5、6法則

着衣の手順を忘れたり（1）、お気に入りの衣服にこだわったり（6）している。不潔だと認めず（3）、非難すると否定的なニュアンスだけ残る（5）ので、うまく誘導する。

食事はまだ出てこないのかな

「食事はまだか」と一日に何回も訴えたり、食事を無言で拒否したり。
認知症になると食事にも支障が出てきます。

食事が混乱する

認知症になると、食事のとり方や、食欲のコントロールに支障が出てきます。過食や拒食が起こると、周囲は心配になります。

過食

今食べたばかりでも、「まだ食べていない」と訴える

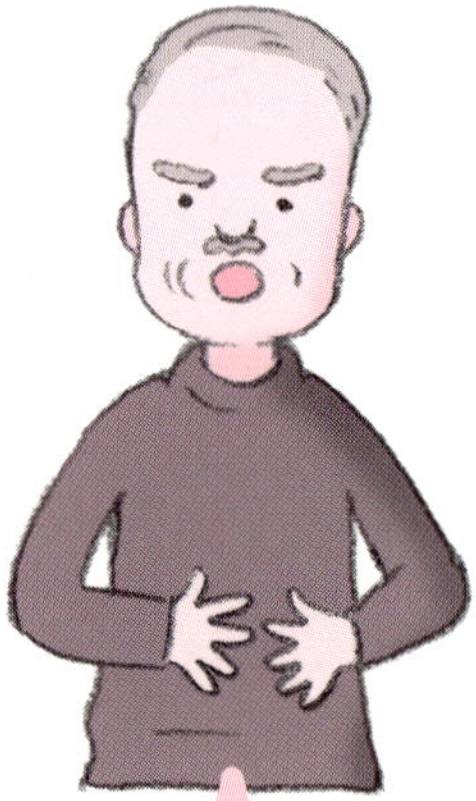

本人の気持ち

「ごはん食べたいなぁ」

たった今の食事の記憶をなくしているので、「朝から何も食べてない。早く食事にして」と要求します。また、満《まん》腹中枢《ぷくちゅうすう》のはたらきが低下し、食欲をコントロールすることができないため、食べたばかりでも「ごはん食べたいなぁ」と感じます。

拒食

貝のように口を閉じて、食べたがらない

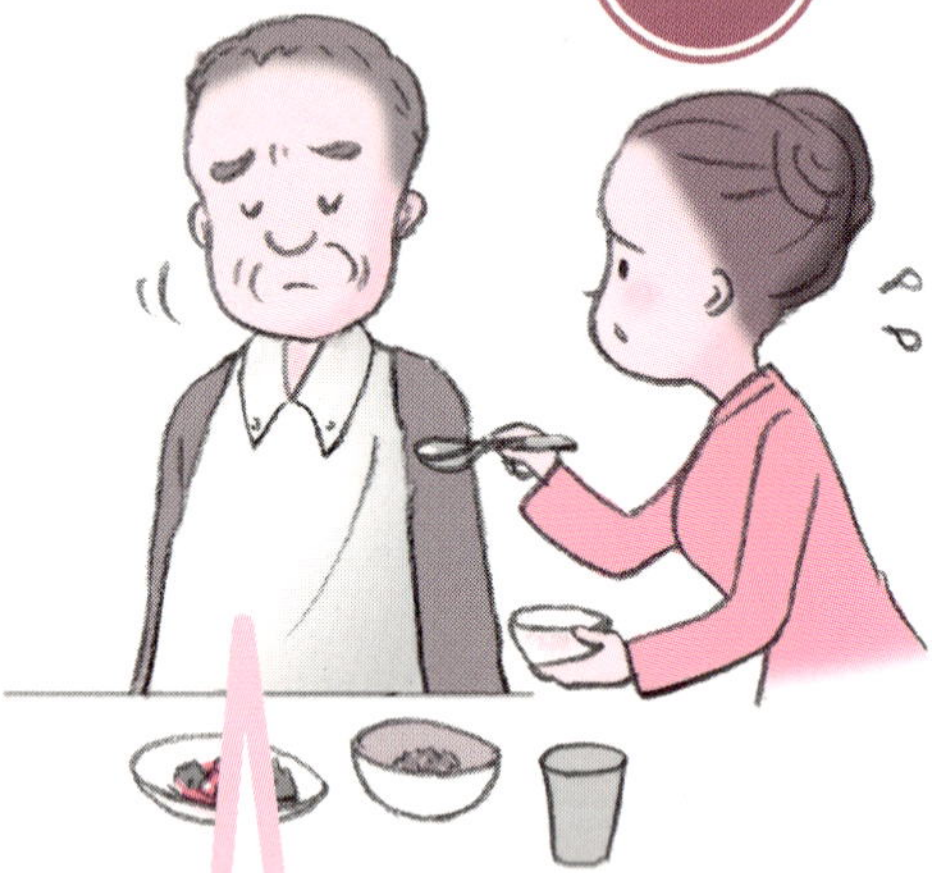

本人の気持ち

「口の中が気持ち悪い」

嚥《えん》下《げ》障害《しょうがい》*がある場合には、口の中が過敏になり、「異物が入り気持ち悪い」と感じます。また、食器の使い方を忘れ「これはなんだろう」とスプーンをみつめていることもあります。

*舌やのどなどに原因があって食べたものを飲みこみにくくなる障害。

こんなケースも

人のものまで食べる

甘いものばかり食べる

ある程度食べすぎても大丈夫

過食は記憶障害や、脳の視床下《ししょうか》部《ぶ》にある満腹中枢の機能低下により起こります。食べた記憶も満腹感もないため、食べ過ぎてしまいます。過食を注意すると、「食事もさせてくれない」と悪感情だけが残ります。過食の時期は、活動量や排便量が多いため、多少食べ過ぎても大丈夫です。ある程度は割り切って受け止めましょう。

拒食の場合は、嚥下障害や味覚障害、体調不良、毒が入っているという被毒妄想などが考えられます。食べられないと体力は急速に弱まるので、主治医に相談し、早急に対策を取りましょう。

9大法則チェック

第1、6、7法則

食事の体験や手順を忘れたり（1）、ひとつの食べ物にこだわる（6）こともある。明るい雰囲気にすると穏やかに食べてくれることもある（7）。

食べる楽しみは大切に

食事には食欲を満たすだけでなく「楽しみ」という面もあります。食べる以外の部分が楽しくなるようにするのもひとつの方法です。

おやつはOK。こまめに水分を補給

過食　拒食

過食の場合は、ローカロリーのおやつや飲み物ならよいことに。拒食は脱水症状を起こしがちになるので、無理強いしない程度に飲み物だけでも勧める。

食べる訓練をする

拒食

医師と相談しながら、飲みこみ反射や舌などの動きのリハビリ（口腔リハビリ）をおこなう。

食卓の雰囲気を明るくする

過食　拒食

食べ方に偏りがあっても、叱らずに見守る。使いやすい道具を用意し、食事介助をするときは機械的にならないようにする。

お風呂場でけがをしそうでいやだ

風呂に入りたがらないというのも、認知症によくみられる症状のひとつです。入浴してもらおうと思っても、なかなかうまくいきません。

入浴を嫌がる

「年寄りは汚れない」などと入浴を拒絶し続けます。なだめてやっと風呂場に連れて行っても、そこから時間がかかります。

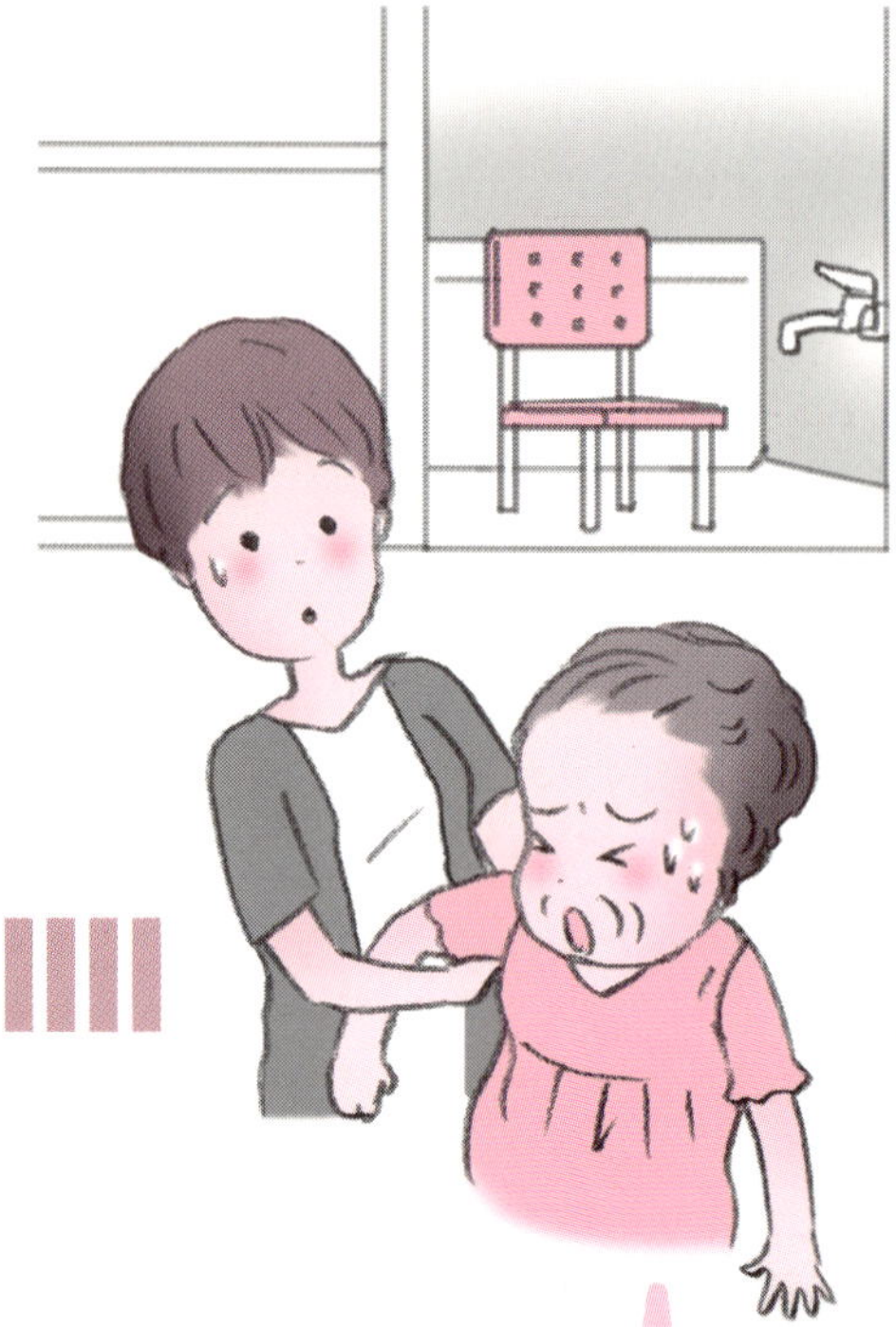

清潔にしてあげたくて風呂場に連れて行っても、必死に拒絶する

高齢者にとっては体力を使う行為

認知症の人にとって、入浴の一連の動作は手順が複雑で、混乱しやすい行為です。服を脱ぐだけでも時間がかかるのに、体を洗う、浴槽をまたいで入る、また出るという動作は時間がかかり、体力も消耗します。

「滑りそうで怖い」「シャワーの使い方がわからない」など、不安や緊張も高まります。かといって、人に介助してもらうことに抵抗感を抱く人もいます。

無理強いせず、まずは清拭や足湯など、受け入れてくれる方法を探しましょう。

本人の気持ち

「面倒だし疲れる」

認知症の人は、清潔・不潔の感覚が鈍くなり、入浴してさっぱりしたいという思いは弱くなりがち。むしろ、「お風呂に入ると、服を脱いで、体を洗って……といろいろするのが面倒で、疲れる」という気持ちが強くなります。

入浴の方法を変えてみる

本人が入浴したくなるように下記の方法などを試してみます。一度プロに任せると、気持ちよくて入浴を受け入れるようになることもあります。

機嫌がよいときを見計らう

入浴は夕方や夜にこだわらない。風呂あがりに楽しみなことを用意するのもよい。

洗髪や足湯から始める

浴室ではなく、部屋で服を脱がずにできることからおこなう。気持ちよくなれば、風呂に誘導することもできる。

入浴介助を利用する

介護保険の入浴介助には、①自宅にスタッフを呼ぶ、②専用の浴槽を持ちこむ、③デイサービスで入浴するなどの方法がある。ケアマネジャーに相談を。

✖「不潔」「臭い」と責める

言葉のネガティブなイメージだけ受け取り、ますます入浴を嫌がる。

解説 知らない人に裸をみられたくない場合がある

あたりまえのことですが、認知症の人でも、知らない人の前で裸になることに抵抗感を持ちます。慣れるまでは下着姿のまま入浴する、なじみのスタッフをつくるなどで、抵抗感を和らげていくことが大切です。

9大法則チェック

第1、7法則

入浴の手順を忘れ（1）、体力も落ちているので面倒になっている。不潔といわれたり無理強いすると逆効果（7）なので、本人の気持ちをなだめながら誘導する。

トイレはどこ？ どうしたらいい？

排泄の問題が起きてくると、家族はがっくりきてしまいます。しかし、本人はそれ以上に傷ついている場合があるのです。

トイレではないところで排泄した

廊下や洗面所、部屋の隅などに用を足してしまうケースは、男性によくみられます。

トイレの使い方が汚い

失禁を人のせいにする

こんなケースも

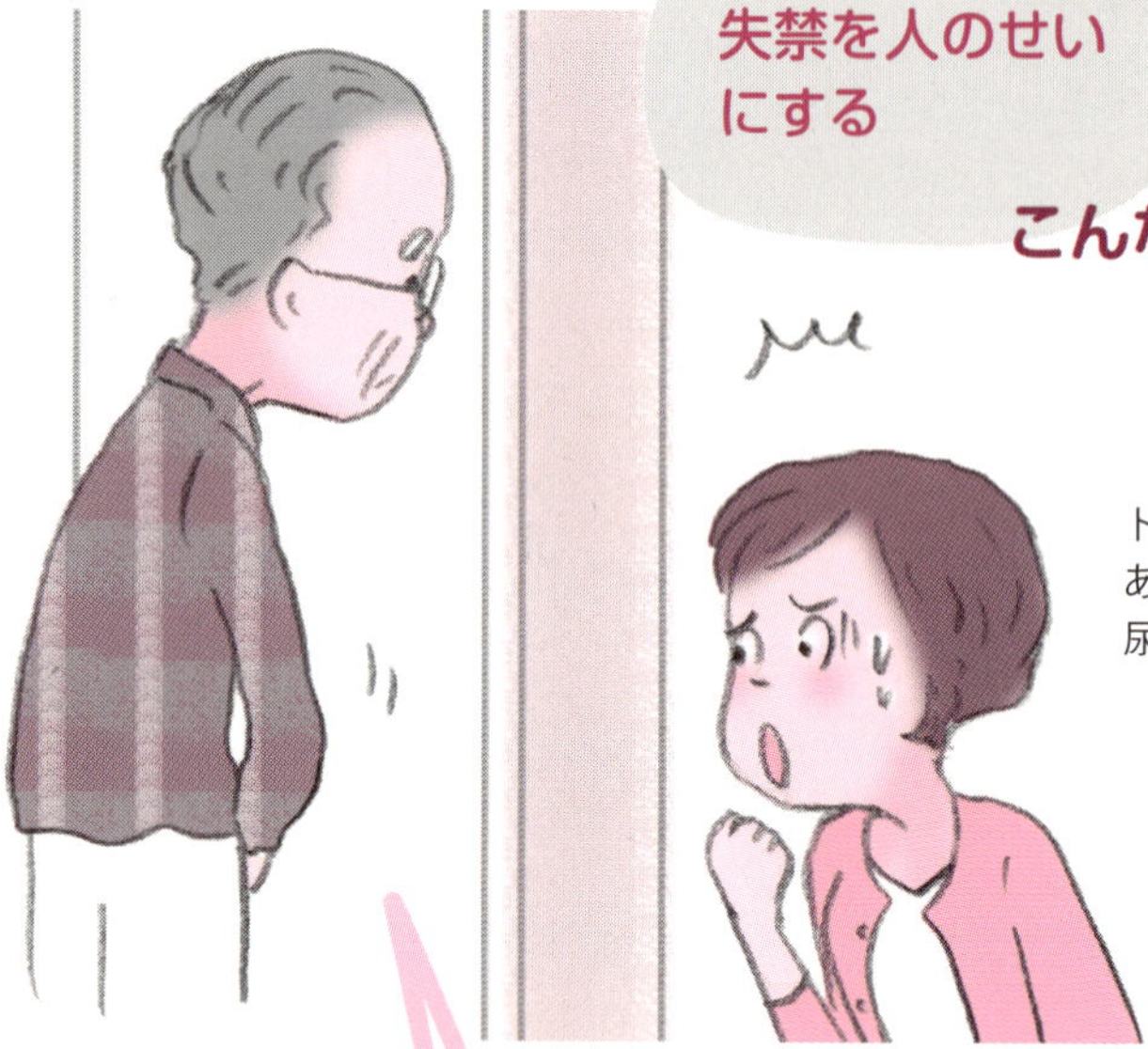

トイレがすぐそばにあるのに、廊下で放尿してしまった

本人の気持ち

「トイレがどこかわからなくて」

見当識障害のため、トイレの場所がわからず、困ってしまいました。必死で探し歩いたら、それらしい場所があり、「やっとトイレがみつかった」と一安心。そこで、用を足したのです。

解説

身体に記憶が刻まれている

過去の記憶の中で生きている認知症の人にとって、トイレといえば和式トイレ、という場合もあります。洋式トイレの使い方がわからず、便器の縁に足をかけて転倒しそうになったり、床で用を足してしまうこともあります。

混乱の原因をみつけ、冷静に

場所の見当識障害が起こったり、トイレの使い方を忘れていたりするため、まず環境を整えてあげます。

便所

本人にとってわかりやすい言葉で表示する

使いやすく、みつけやすいトイレにする

「便所」などとトイレのドアに張り紙をする。誘導の張り紙をするのも効果的。よく放尿してしまう場所には、神社の鳥居マークなど神聖なものを描くと効果があることも。

排泄リズムをつくる

食前、食後にトイレに誘導するなど、リズムをつくる。その際、トイレの使い方を実際に示しながら真似してもらうとなおよい。

失敗してもどんと構える

深く考えず、すぐに片づける。片づけやすいよう、壁紙を替えたり、防水シートを敷いたりするだけで、介護者の気持ちがおちつく。

✖ 本人の目の前で失敗を嘆く

排泄の失敗は、認知症の人でも恥ずかしいと感じるもの。その気持ちを汲みとる。

弄便については64ページ

排泄の失敗は本人も家族も落ちこむ

排泄の失敗は本人にとってショックが大きいものです。特にまだら症状で、自分の失敗がわかる人は落ちこみ、汚れた衣類をたんすに隠したり、「私じゃない」と人のせいにしたりします。排泄はその人のプライドにかかわる問題なので、自分の失敗は決して認めたくないのです。

排泄の失敗が始まると、介護の負担も大きくなりますが、本人の尊厳を大切にしましょう。排泄の失敗にはかならず原因があるので、それがわかれば対応できます。

9大法則チェック

第1、5法則

見当識や記憶の障害があり、トイレを認識できない（1）。排泄の失敗は本人にもつらいこと。その気持ちを慰める（5）。

覚えておきたい
じょうずな介護の12ヵ条

1. 知は力なり、よく知ろう
2. 割り切りじょうずは、介護じょうず
3. 演技を楽しもう
4. 過去にこだわらないで現在を認めよう
5. 気負いは、負け
6. 囲うより開けるが勝ち
7. 仲間をみつけて、心軽く
8. ほっと一息、気は軽く
9. 借りる手は、多いほど楽
10. ペースは合わせるもの
11. 相手の立場でものを考えよう
12. 自分の健康管理にも気をつけて

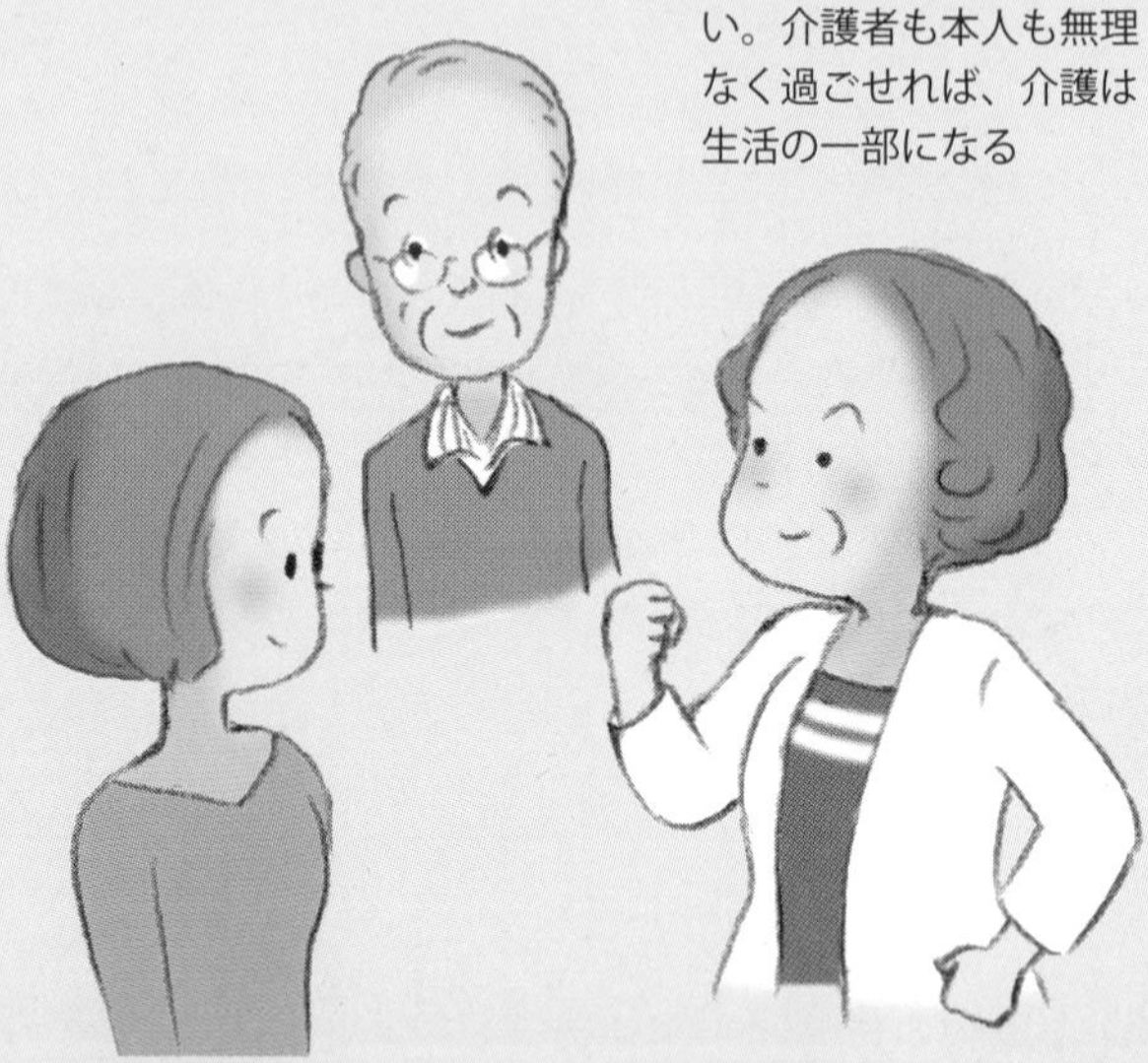

介護とは自己犠牲ではない。介護者も本人も無理なく過ごせれば、介護は生活の一部になる

理解できれば心に余裕が生まれる

認知症の介護はトラブルが多く、一筋縄ではいかないのが現状です。しかし、方法がないわけではありません。

介護者と認知症の人との関係は、「合わせ鏡」に似ています。こちらがイライラしていると、あちらもカリカリ。こちらが笑顔でいると、向こうも心が穏やかになります。じょうずな介護のコツを身につけ、心に余裕を持てば、認知症の人との関係も、きっとよい方向に向かっていくでしょう。

3 周辺症状の背景にあるもの

認知症が進行してくると、

家族や周囲の人にとって問題となる行動が現れてきます。

特に万引きや徘徊、火の不始末など、

ほかの人にまで迷惑をかけることになると、

介護者の心痛は募る一方でしょう。

しかし、本人も本人なりに理由があってしている行動です。

そのときの対応と、日ごろの対策を考えていきましょう。

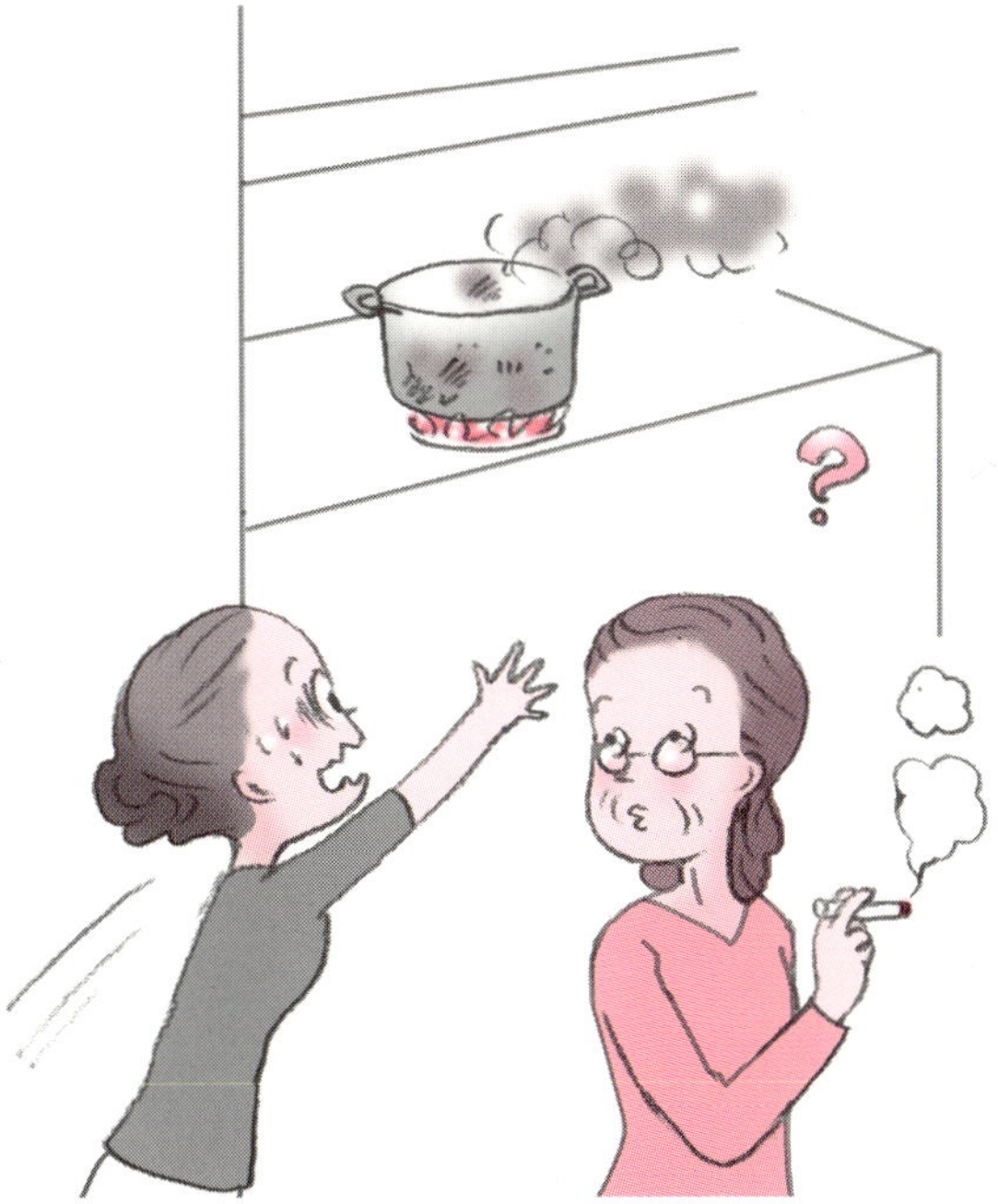

ケース

ごみを拾い集めてためこむCさん

プロフィール

84歳のCさんは、４年前に夫を亡くしてからひとり暮らしをしています。娘や息子は同居を考えていますが、Cさんはひとり暮らしを続けていきたいと考えています。

1 Cさんは苦労人で、事業に失敗した両親の借金を、保険外交員をしながらひとりで返した経験があります。そのせいか、少しケチなところがあり、無料でもらえるものや、安いものが大好きでした。

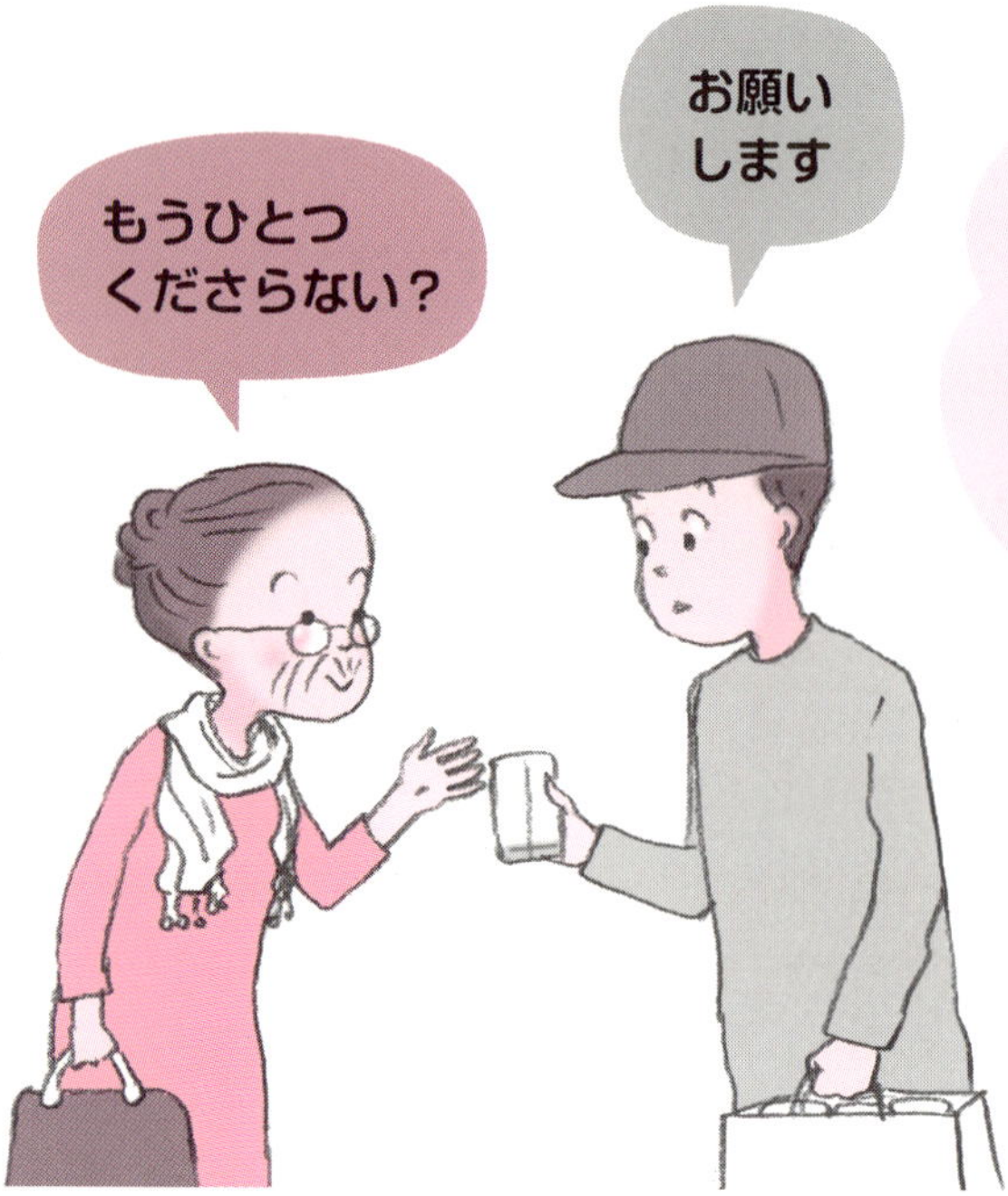
もうひとつくださらない？
お願いします

ティッシュ配りをみかけると、すかさずもらう

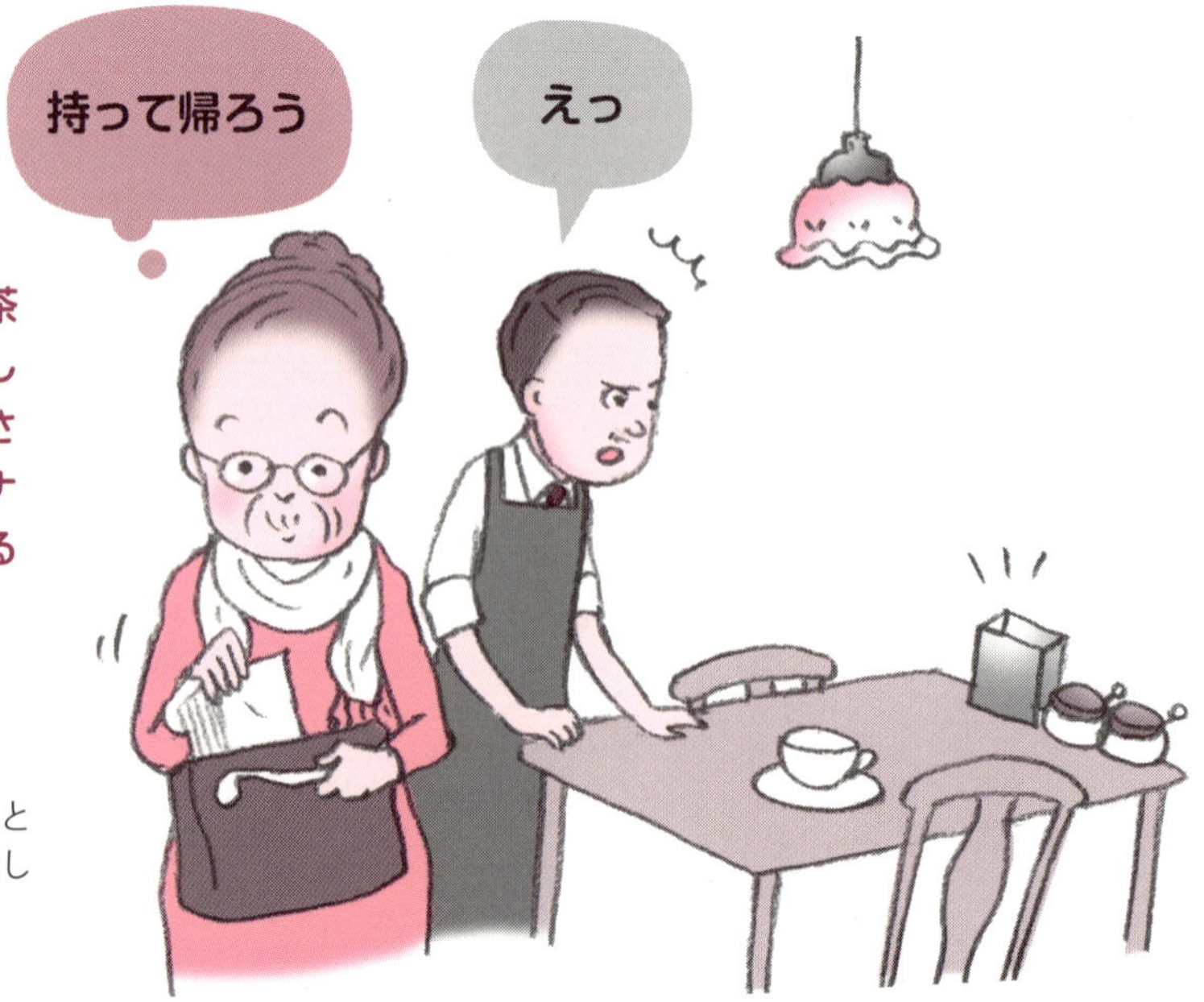
持って帰ろう
えっ

2 Cさんは毎日、なじみの喫茶店でお茶を楽しみます。しかし最近、マスターはCさんが来るとかならず、紙ナプキンがごっそりなくなることに気づきます。

マスターは以前からなんとなくCさんの言動がおかしいと感じることもあった

3 困ったマスターは、Cさんの娘さんに連絡しました。連絡を受けた娘さんが慌ててCさんの家に駆けつけると、そこはすでにごみ屋敷のような状態に。整理されておらず、どうみてもガラクタのようなものもたくさんありました。

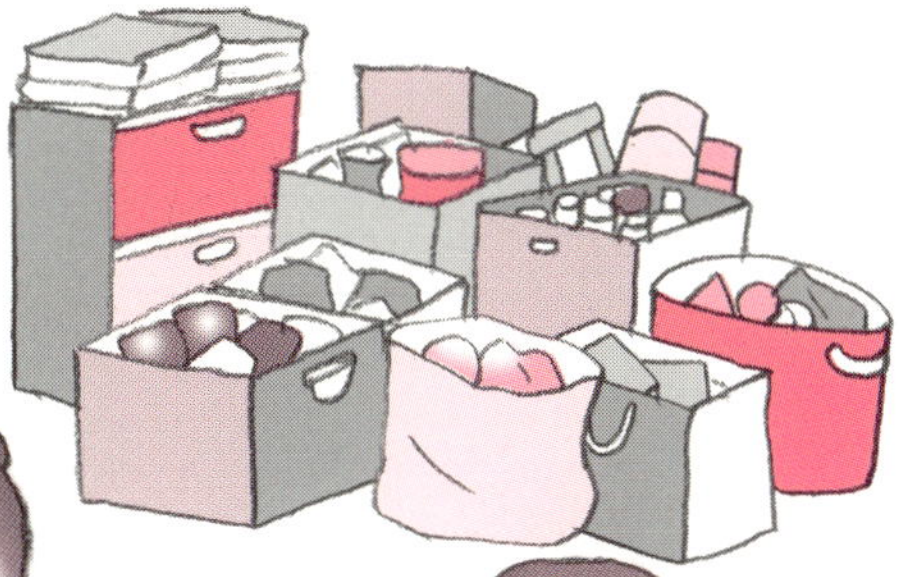

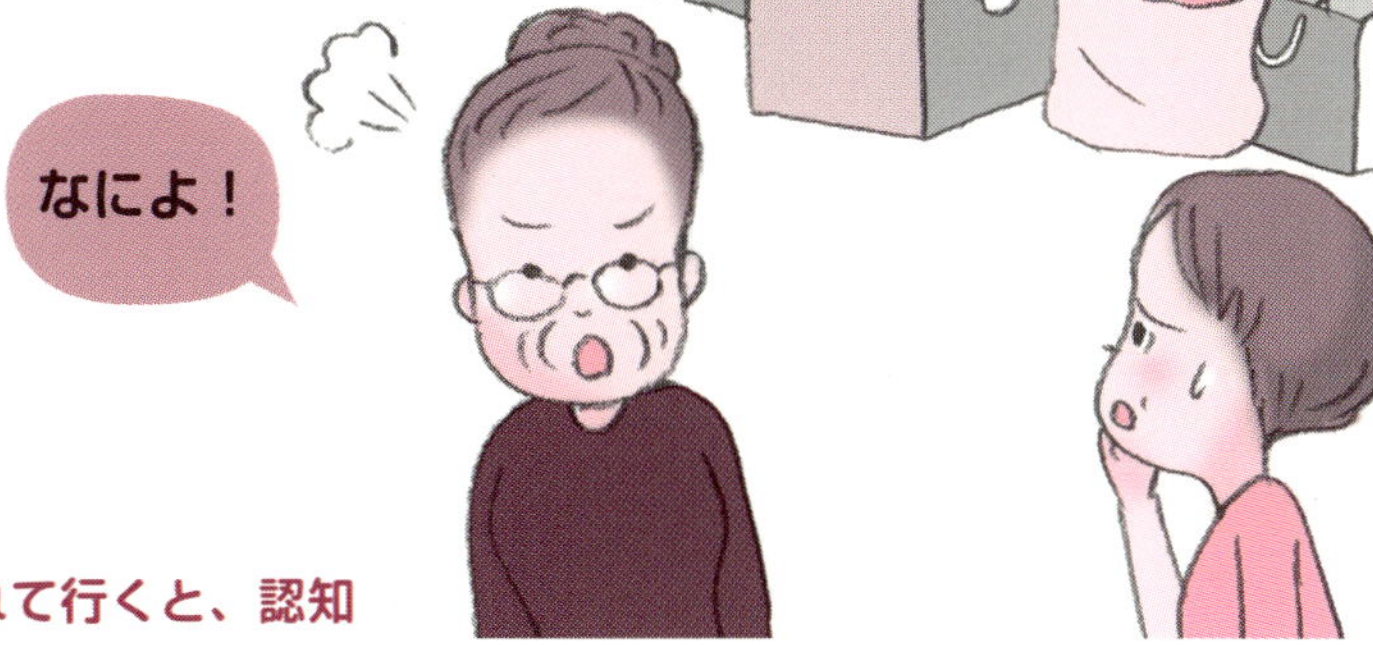
なによ！

4 慌てて病院に連れて行くと、認知症と診断されました。しかし、Cさんは住み慣れた自宅から離れたくないようです。ひとまずデイサービスを利用しながら、ひとり暮らしを続けることになりました。

どうして
こんなものまで

もともと整理整頓が苦手なCさんではあったが、ここまでではなかった

マスターに「持ち帰り用の紙ナプキン」を預けて、少しずつ渡してもらうようにした

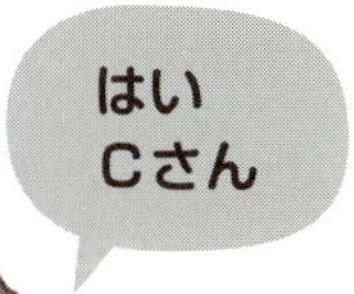
はい
Cさん

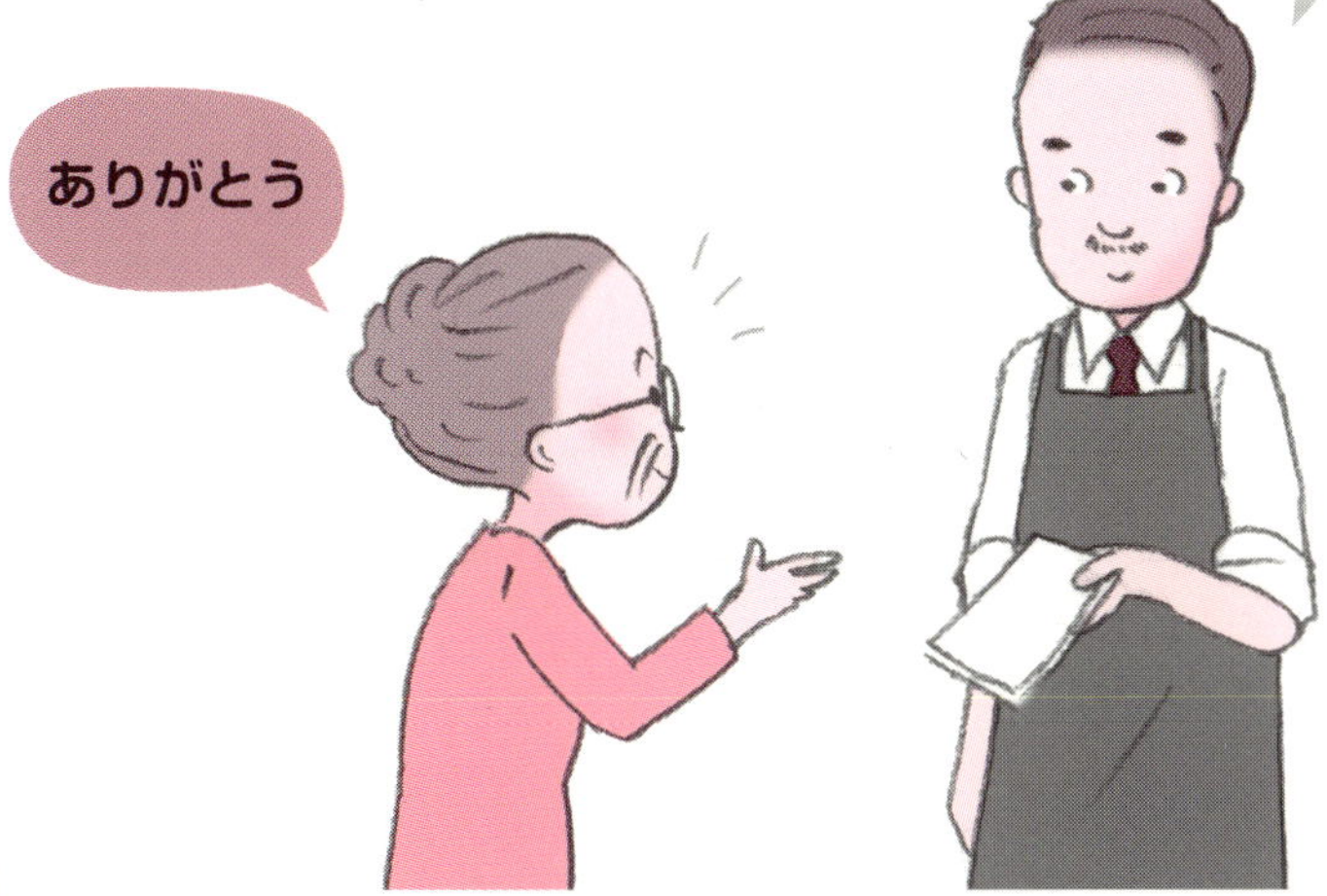
ありがとう

5 娘さんや息子さんはこまめにCさんのところへ通い、喫茶店のマスターにも協力をお願いしました。地域の人たちに見守られながら、Cさんは今日もひとり暮らしを続けています。

店でみかけたから、家に持ち帰った

警察庁の統計※によれば、万引きで検挙された人の約三割は六五歳以上です。なかには、認知症の症状として万引きをしてしまう人もいます。

罪悪感を伴わない

自分のしていることが「万引き」だと理解できなかったり、万引きが犯罪だとわかっていても自分のしたことと結びつかなかったりする場合があります。

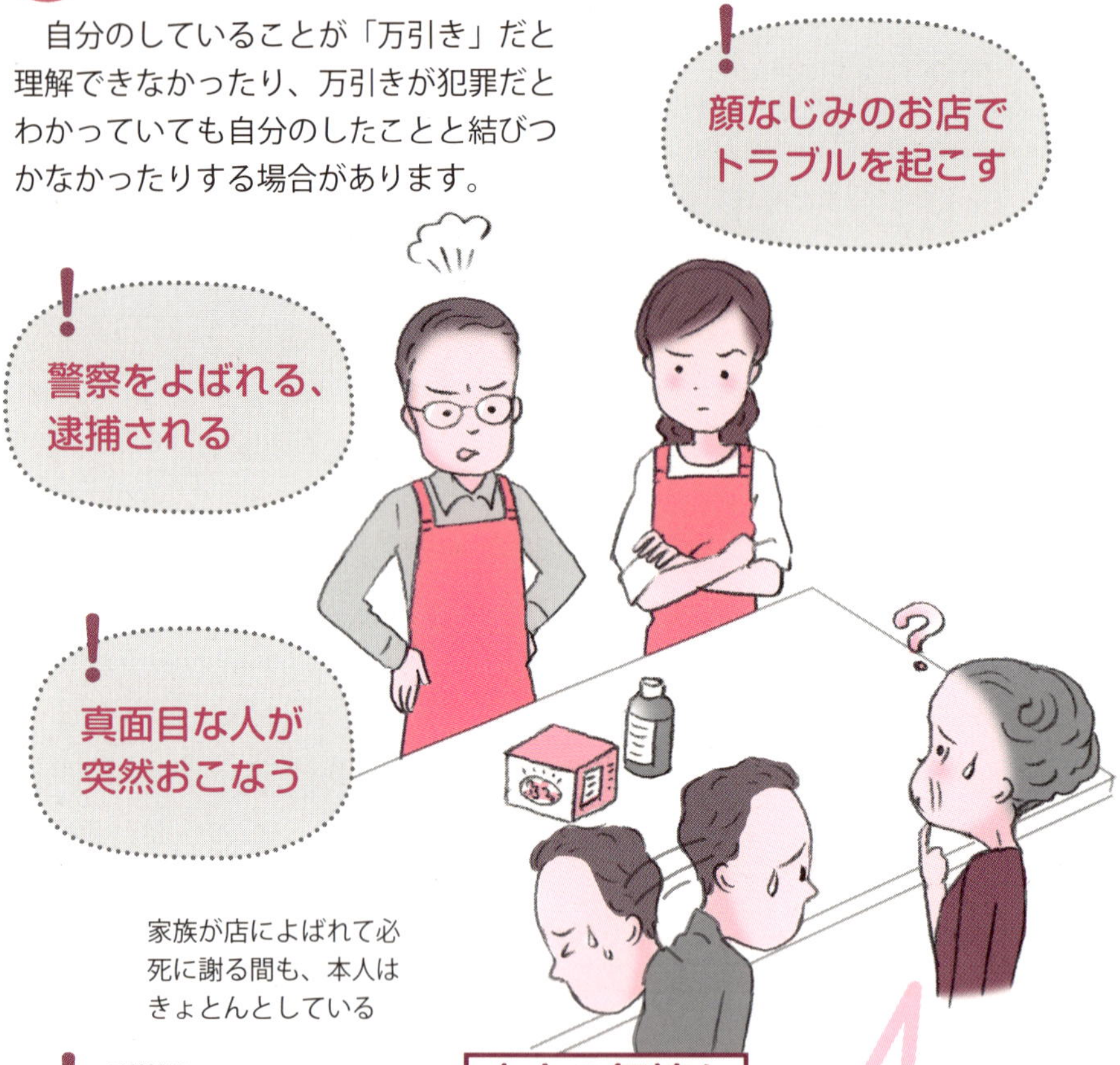
顔なじみのお店でトラブルを起こす
警察をよばれる、逮捕される
真面目な人が突然おこなう
何度も、くり返す

家族が店によばれて必死に謝る間も、本人はきょとんとしている

本人の気持ち

「万引きはいけないこと」「ほしかったから」

万引きはいけない、という常識はありますが、目の前にほしいものがあったので、持ってきただけのこと。その行為を責められても「自分がやったのか、なぜやったのか、よくわかりません」。他人事のように感じ、罪悪感もありません。

※平成 26 年『平成 25 年の犯罪情勢』（警察庁）

悪気のない本人を責めてはいけない

認知症の人の万引きの原因は、自分のものと他人のものの区別がつかない、ものへのこだわりが強い、レジでの会計の仕方を忘れた、などが考えられます。前頭側頭型認知症の場合は、万引きなどの反社会的な行為が目立ちます。

家族は衝撃を受け、罪悪感でますます自分たちの居場所がなくなるような感覚に陥りがちです。

しかし、万引きは認知症の症状のひとつ。家族だけで対応しようとせず、周囲に理解と協力を求めましょう。

周囲に事情を知らせる

認知症の人の介護は家族だけでは抱えきれません。周囲に事情を知らせ、万引きをしたときの対応をいっしょに考えてもらいましょう。

対応

叱責しない

本人は自分が悪いことをしたという自覚がない。叱責すると態度を頑なにしてしまう。

対策

心の張りをつくる

刺激がないと、認知症は急激に進む。生きがいを持たせ、再犯を防ぐ。

対策

店や警察に事情を伝えておく

いつも決まった店でトラブルを起こすことが多い。あらかじめ相談しておき、協力を求める。

解説

認知症でも有罪判決が出た

前頭側頭型認知症は診断がむずかしい

前頭側頭型認知症（ピック病など）は、初期には記憶も見当識も保たれやすく、一見、認知症とわかりにくい病気です。また、比較的若い年齢で発症することが多く、反社会的行動が出ても、それが認知症のせいだと気づかれにくいのです。

実際に逮捕される例もある

ある七〇代の女性は、夫と死別後、万引きをくり返すようになりました。窃盗罪で執行猶予期間中、再び万引きをしたとして逮捕起訴。二審でようやく認知症とわかり、再犯にもかかわらず執行猶予がつきました。

また、スーパーで万引きしたとして逮捕された五〇代の公務員の男性は、不起訴処分になったものの、懲戒免職となり、職を失いました。その後すぐに前頭側頭型認知症とわかり、処分が撤回されました。

まだ使えるからもったいない

認知症の人が若いころはどんな時代だったでしょうか。ものがあり余っていたという人は少ないはずです。収集癖は、そんな時代背景に起因します。

拾い集めをやめない

がらくたを集めてきたり、同じものばかり買い集めたりして、家の中がものであふれかえることがあります。

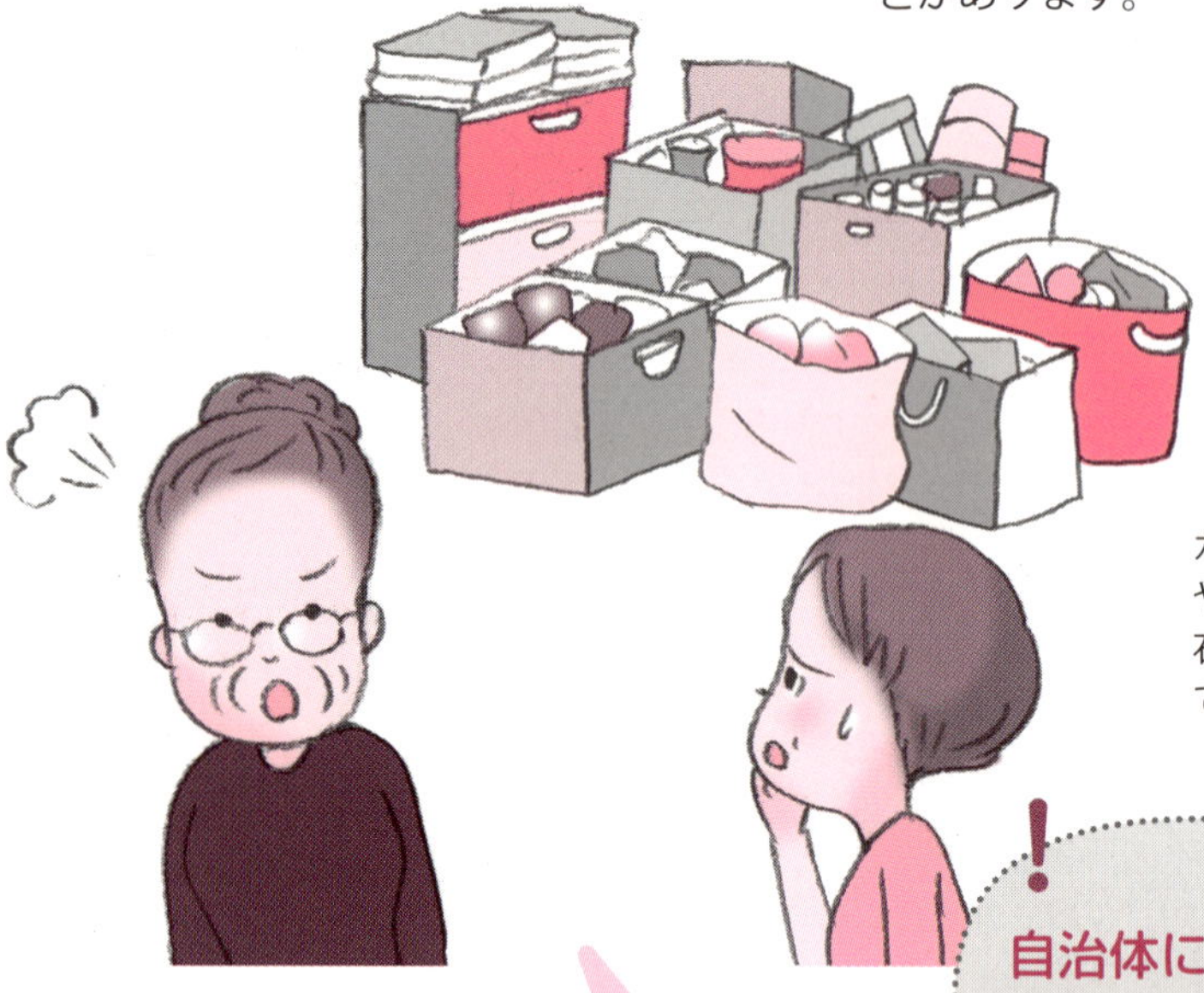

カップ麺の容器や、空きビン、小石のようなものまである

！家がごみ屋敷になる

！自治体によってはごみの持ち去りで処罰がある

！万引きにつながることもある

！同居する家族のものもなくなる

本人の気持ち

「ものがたくさんあれば、何があっても大丈夫」

ものを集める行為は、心の不安を埋めようとする行為と考えられます。食べきれない食品も、不衛生なごみも、他人のものも関係なし。「これがあれば安心」と集めてきます。人に片づけられそうになると、「大事なものを盗まれる」と思いこみ、いっそう大事にしまいこみます。

こだわりと不安を理解する

本人は集めたくて集めています。その気持ちを考え、無理にやめさせず、捨てるときも配慮をしましょう。

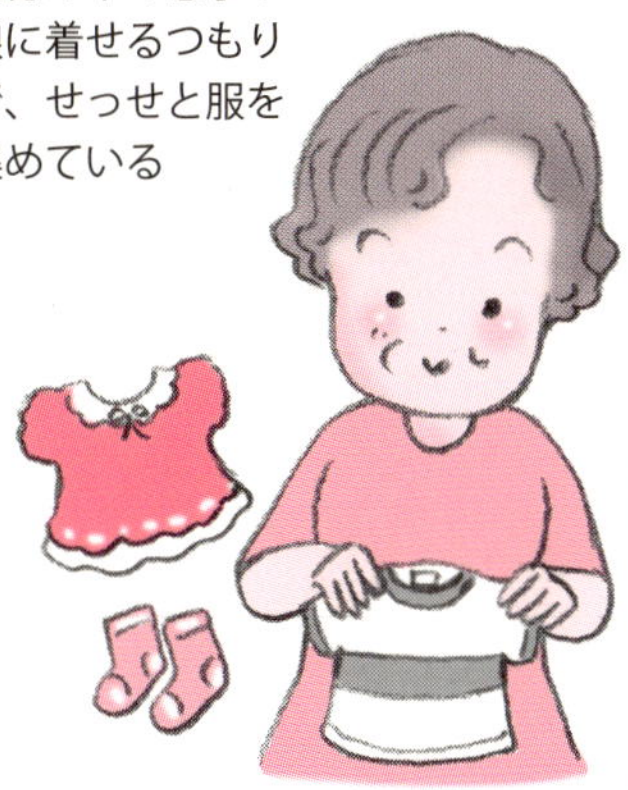

記憶の中の息子や娘に着せるつもりで、せっせと服を集めている

心理

生活歴と不安が収集の理由

貧しい時代を生きた記憶や、話し相手がいなくて寂しいということが主な原因。苦労や不安を感じないように、心のケアをおこなう。

対策

大事なものは隠しておく

家の中でも目についたものを１ヵ所に集め出すことがある。持っていかれたら困るものは、あらかじめ隠しておく。

対応

本人のいないところで少しずつ処分する

不衛生なものや、溜まりすぎたものは、本人にわからないように処分する。本人のいないときに少しずつ減らしていけば、気づかれにくい。

ものない時代に心が戻っている

収集癖の背景には、ものを集めることで、不安や孤独を埋めようとする心理が隠れています。

特に、今の高齢者は戦中、戦後と貧しい時代を経験している人が多く、ものに強いこだわりを持つ傾向があります。その時代に記憶が戻り、「もったいない」と、せっせとがらくたなどを拾い集める人も。もの以外にも、「人集め」といって、用事もないのに人をよびつけることもあります。

こだわりは長く続かないもの

集めるものは、人によって異なりますが、石や紙くずなどさまざまです。米や砂糖など、同じ品物を大量に買いこむ「乱買」も、収集癖のひとつです。

こだわりの対象はたいてい長続きせず、別の対象に移ります。

今、私は一体どこにいるのだろう

認知症の人が徘徊して行方不明になる事件が社会問題になっています。なかには死亡事故や損害賠償を求められる事件も起きています。

迷子になる

介護者が目を離した一瞬のすきに、認知症の人がどこかへ出かけてしまうことがあります。すぐにみつかることが大半ですが、そのまま行方不明になったり、事故にあったりする事例も絶えません。

！行方不明になる

本人の気持ち

「狐に化かされたようだ」

ちょっとそこまで買い物に行こうとしていただけなのに、「急に頭が真っ白になって」道に迷ってしまいました。「よく知っている道で、迷うはずがない。きっと狐に化かされたのだ」と真剣に主張します。

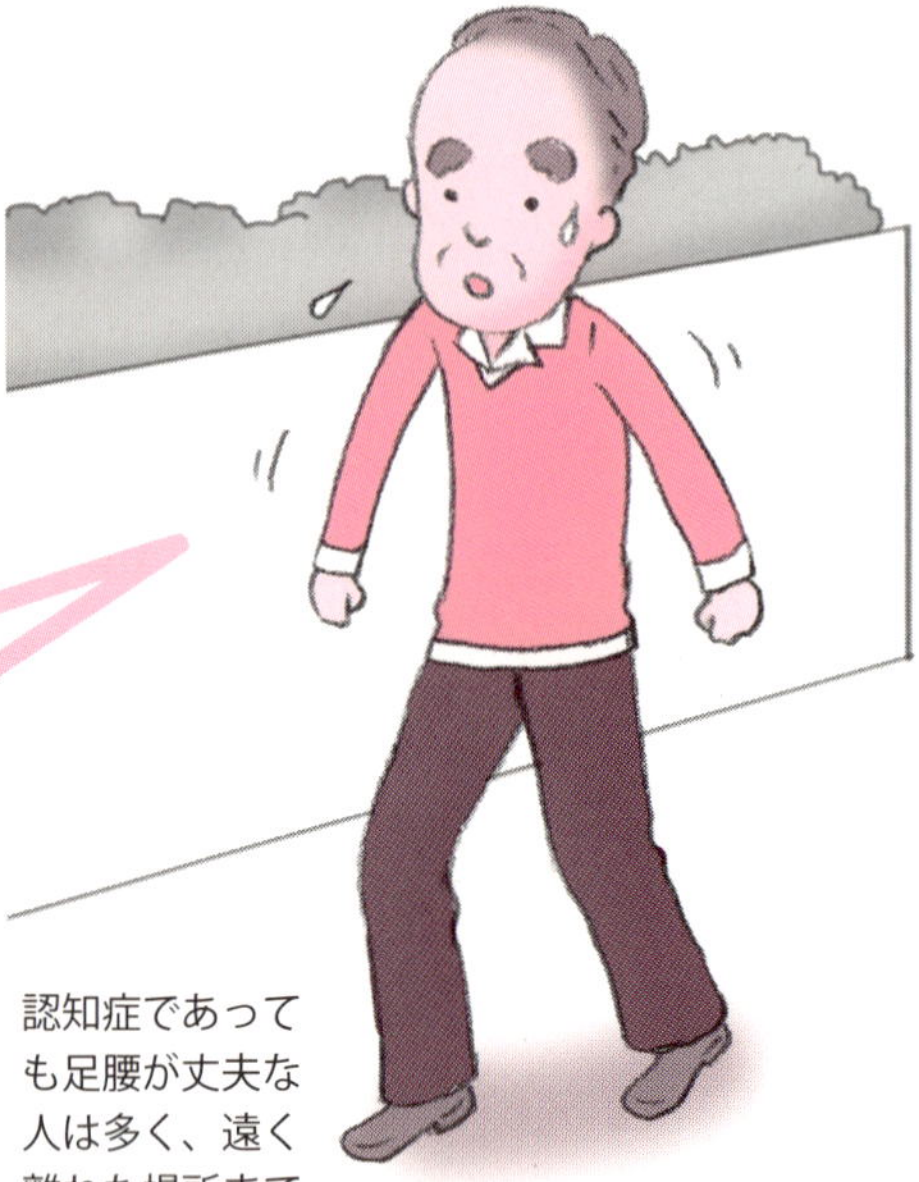

認知症であっても足腰が丈夫な人は多く、遠く離れた場所まで歩いて行ってしまうこともある

！自宅から遠く離れたところでみつかる

！事故にあう、損害賠償を求められる

監視や抑制は徘徊をひどくする

徘徊が始まると、家族は監視の目を光らせ、鍵をかけて抑制しがちです。しかし、これはいい方法ではありません。認知症の人は「自分は見張られている。逃げ出したい」と考え、わずかなすきをついて、家を抜け出します。

徘徊には、多くの場合、本人なりの目的があります。なんのために外に出ていったのかを尋ね、サポートすることが大切です。

道具と人脈を活用する

徘徊はある日突然始まります。徘徊が始まると、家族はとても心配して、必死で捜しまわり、みつかったとき、つい感情をぶつけてしまいがち。日ごろから徘徊に備えて、心に余裕を持てるようにしましょう。

対策

夕方だけでなく朝も注意

夕暮れ症候群（→36ページ）としての徘徊のほか、午前中も徘徊が多い時間帯。介護者が家事などに追われているすきに、ふらっと出かけることがある。

対応

徘徊SOSネットワークで探す

徘徊SOSネットワークとは、自治体などのサービス。事前に登録しておけば、徘徊発生時に、警察や行政、地域と連絡して捜索に協力してもらえる。

対策

名前を持ち物につける道具を利用する

万が一を考え、服や靴に氏名と連絡先を書いておく。また、玄関にセンサーを設置したり、GPS機能付きのセンサーや携帯電話を持たせたりする。

自治体によっては徘徊対策として靴用ステッカーを配布している

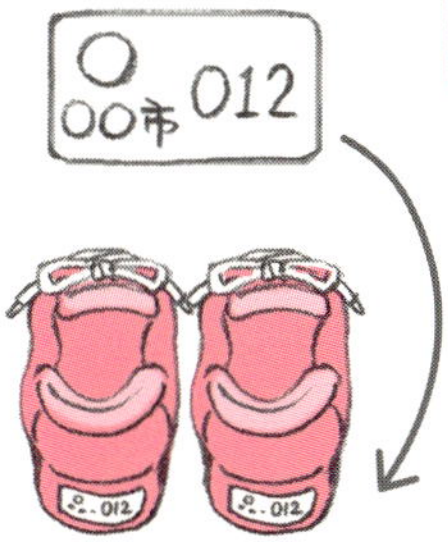

すべての靴に名前を書いておけばいざというときも安心

解説

社会問題として注目を集める「徘徊」

徘徊の結果、事故にあう

認知症による徘徊で行方不明になった人は、全国で一万人を超えています。そのままみつからないこともあり、徘徊は命の危険と直結しています。

徘徊中に踏切で列車にはねられた例もあります。鉄道会社は遺族に損害賠償を求め、裁判所は八五歳の妻に賠償金の支払いを命じたのです。

行方不明で七年が経過

徘徊の末、七年ぶりに身元が確認された例では、保護していた市が生活費を家族に請求するかどうか検討しました。最終的には人道的見地から請求しない方針を決めたものの、家族に金銭的な負担までもがのしかかることを示唆しています。

徘徊は家族だけでは対応できません。家族は地域の人と積極的に連携をはかること、行政は徘徊への対応をさらに充実させることが求められます。

よくわからないけれどおいしそう

幼児がボタン電池などの異物を誤飲する事故は、よく聞く事例です。認知症の人にも、同じように誤飲事故が起こることがあります。

食べ物でないものを口に入れる

理解力や判断力が低下すると、食べ物とそうでないものの認識が難しくなります。

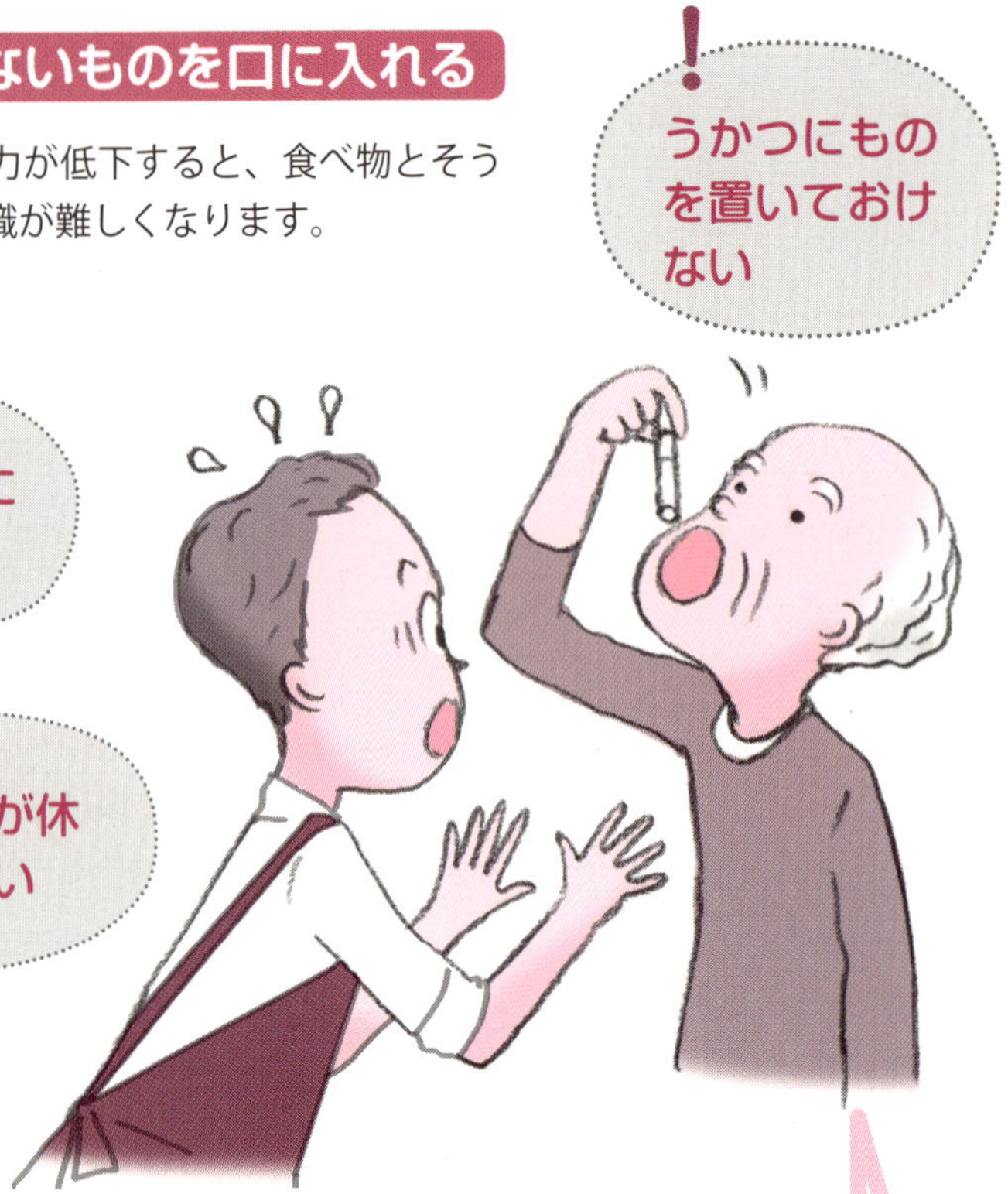

うかつにものを置いておけない
死亡事故につながる
常時気が休まらない

タバコなど、中毒を起こすようなものでも平気で口に入れる

本人の気持ち

「手ごろな大きさと形。口に入れてみよう」

満腹中枢の働きが低下して、空腹を感じているところに、タバコが目に入り、「お菓子かな、おいしそう」とパクリ。食べ物という概念がわからなくなり、嗅覚や味覚が鈍っているため、異物も口に入れてしまいます。

心を満たしたいから食欲が増している

食べることは、生の本能でもあり、心の空白や孤独を満たそうとする行為ともいわれています。

しかし、認知症が進み、食べ物という概念がわからなくなると、手の届くところにあるものを、食べ物であるかどうかにかかわら

慌てずに処置をして病院へ

異食の対応は、基本的に幼児の誤飲事故と同じです。予め、医師に応急処置を聞いておきましょう。

対策

危険物はしまっておく

すべてをしまうのは無理があるので、薬や洗剤、電池など危険なものからしまう。

「食べる」から気をそらす

手持ち無沙汰でなんとなく口に入れてしまうこともある。その場合は話し相手になるなどして関心をそらすとよい。

対応

応急処置を覚える

口の中に入っているものは出させる。その際は「こちらの飴《あめ》のほうがおいしいですよ」などと優しくうながす。飲みこんでしまったものは、食道を傷めないよう、基本的に吐かせず、病院へ連れて行く。

応急処置の例*

- **絶対吐かせない** → 石油製品（マニキュアなど）、漂白剤、樟脳《しょうのう》など
- **牛乳を飲ませる** → 漂白剤、石鹸、乾燥剤（シリカゲル）
- **何も飲ませない** → タバコ、樟脳、石油製品

ず、口の中に入れてしまいます。

異物は、ティッシュペーパー、石鹸、花、タバコ、便、紙おむつ、電池、薬品、薬の包装シート、洗剤など、さまざま。とてもまずくて食べられないものでも、味覚や嗅覚が鈍っているため、平気で口に入れてしまいます。

異食は、認知症の初期ではみられず、ある程度進行した中等度からみられます。

解説

異食による死亡事故はだれの責任？

紙おむつを口に入れて、認知症の女性が死亡した事故で、裁判所は入所していた施設に、遺族への損害賠償を命じました。

判決では、この女性が、以前からおむつの異食行為をくり返していたにもかかわらず、施設側は予防のための注意義務を怠ったと指摘しています。

異食の事故を防ぐには、日ごろの観察と見守りが不可欠なのです。

＊公益財団法人日本中毒情報センターウェブサイトより

弄便《ろうべん》

ズボンがモゾモゾするから取り出した

自分の排泄物を弄《もてあそ》ぶという行為は、とてもショッキングなものです。しかしこれも、本人なりに意味があっておこなっていることです。

自 分の排泄物を弄ぶ

自分の便を弄ぶ行為を「弄便」といいます。便を粘土のようにこねたり、壁やトイレの手すりになすりつけたり、口に入れたりすることもあります。

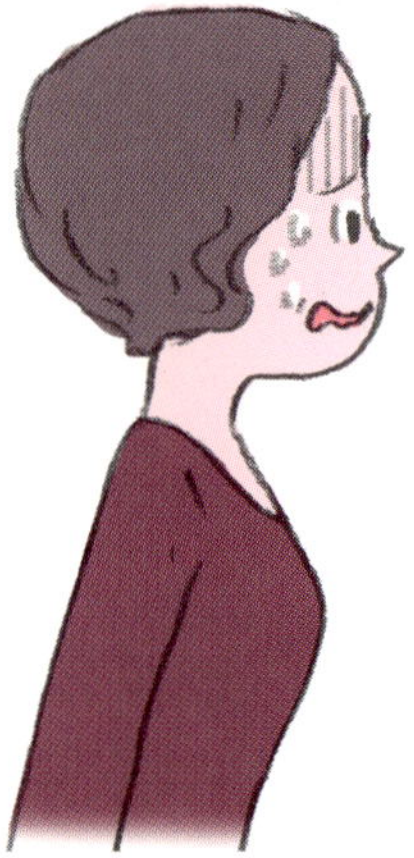

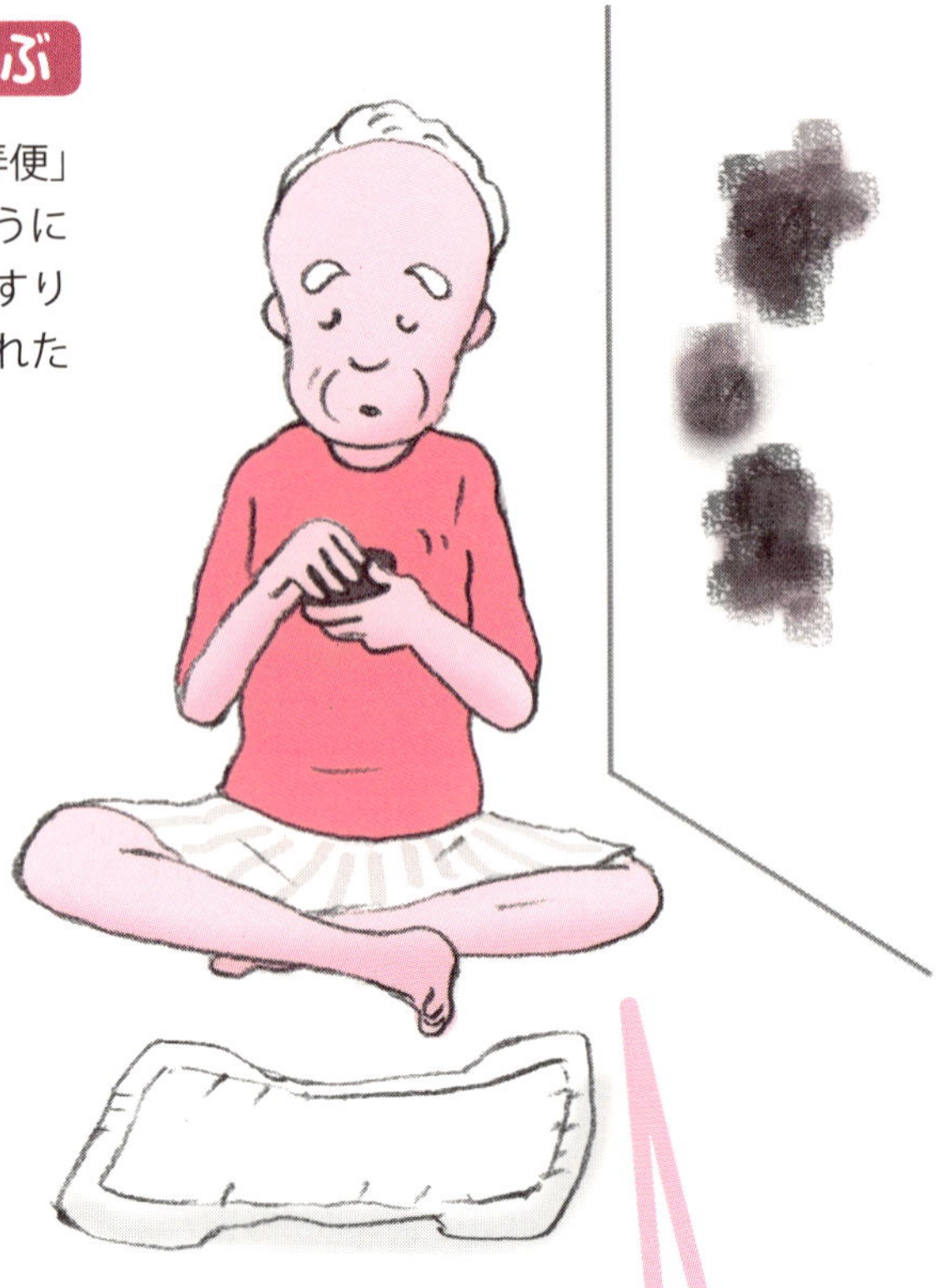

目を離したすきにおむつを外し、便をこねていた

！周囲が不快な思いをする

！掃除が大変

！不潔

本人の気持ち

「手が汚れて困ったな」

便失禁をしてしまい「なんだか気持ちが悪いな」と、下着の中に手を入れて確認してみました。すると、手には便がべっとり。「恥ずかしいから早く片づけなくちゃ」と慌てる一方、「汚れた手を拭きたい」と、とっさに壁になすりつけました。

不快に思うのは本人も同じ

便を弄ぶ行為は、便を便と認識できなくなって起こります。家族や介護者はその光景に不快感を抱きますが、本人も不快感があるためにおこなっているのです。

心理

便を便と認識できない

認知症が進行すると、嗅覚や味覚も衰え、排泄物が不潔なものだと認識できなくなります。また、便失禁への羞恥心も残っていると考えられます。

対応

清潔にする

とにかくすぐに清掃する。本人にはシャワー浴で心地よくなってもらう。茶殻やコーヒー殻を置くと消臭剤がわりになる。片づけが簡単になるように、ペット用シートや防水シートを敷いておくとよい。

対策

観察する

排便時の表情や様子などをよく観察し、トイレに案内する。弄便するとき、何を不快に感じているのか、困っているのかがわかると対策が立てやすい。

医師に相談も

排泄リズムを薬で調整することがある。また、最近は排泄ケアの認定看護師や排泄機能指導士という専門家もいるので、相談してみるのもよい。

家族や介護者がもっとも苦労していること

弄便が始まると、家族はショックを受けると同時に、片づけや異臭などに悩まされます。在宅介護をあきらめるきっかけとなる場合も少なくありません。

弄便は、「便を弄ぶ」という意味ですが、本人はわざと弄んでいるわけではありません。便失禁があり、羞恥心《しゅうちしん》から自分で片づけようとしたり、下着の中が不快なので手で触ったりした結果、その汚れた手を何かで拭おうとしているにすぎません。

まず、排泄のリズムを観察し、できるだけトイレで排便してもらうようにします。また、未然に防げなくても、介護用具などを利用し、介護者の負担をできるだけ軽くすることが重要です。

私を侮辱するなんてひどい

突然大声をあげて怒り出し、殴りかかる。

周囲の人からすれば困った行為ですが、本人なりにもどかしく苦しい気持ちを抱えています。

すぐに手が出る

認知症の症状として、感情が不安定になったり、気持ちが抑制できなくなったりすることがあります。しかし、決して理由なく感情のねじが外れるわけではありません。

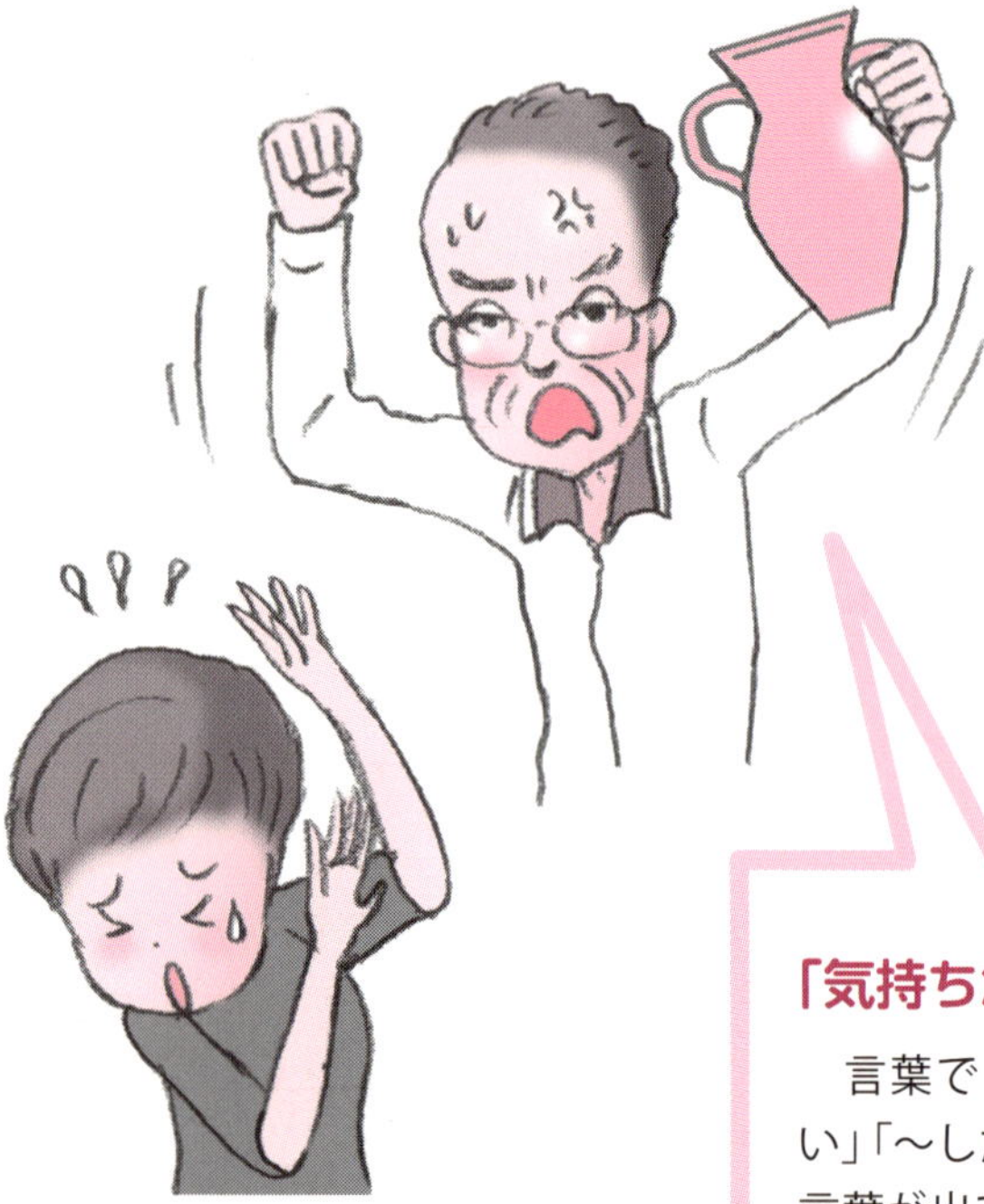

そばにあるものを投げたり、振りかざして暴力をふるうこともある

本人の気持ち

「気持ちが全然伝わらない！」

言葉で「嫌だ」「わかってほしい」「〜したい」と表現したいのに、言葉が出てこないため、イライラしています。周囲の人が叱ったり、意に添わない行動をしたりすると、「おれをバカにするな」という気持ちがわき、我慢できず、暴力となって爆発します。

- ！介護者の心身の傷になる
- ！他人に暴力をふるって警察沙汰になる
- ！介護施設を追い出される
- ！お互いの関係がギクシャクする

感情を優しくいたわる

怒るのにはかならず理由があります。自分を理解してもらえないことや、相手の言葉が理解できないことがつらいのかもしれません。その感情をできる限りいたわってあげましょう。

感情のねじが外れて自分でも抑制できない

認知症の人は、自分の気持ちや意思を言葉で表現できず、わかってもらえないいらだちや寂しさを感じています。感情の抑制力も低下するため、少しの刺激で感情が爆発し、暴力になって相手に向かいます。相手が強く出たり、無理やり抑えると、作用・反作用の法則で、さらに激しくなります。

暴力は、以前から自分の思いどおりにしてきた人やプライドが高い人に多い一方、温厚だった人がふるうこともあります。

対応

ほめて気持ちを切り替えさせる

まずおちつき、おびえない。できる限り本人をほめ上げ、暴力の原因となっている感情をよい感情に変えさせる。

自尊心を尊重する

行動の否定や訂正は感情を乱す引き金になる。日ごろから本人を尊重する言葉をかけていく。

対策

危険なものは側に置かない

投げられて困るものは、本人の目の届かないところに置く。ティッシュ箱など、投げられても安全なものを目につくところに置いておく。

心理

本人もつらい

認知症になりたくてなる人はいない。そのつらい気持ちを汲む。ただ、もともとの気質も関係するので、困ったときは医師に相談して薬物療法も検討する。

エピソード

「謝ってすむことじゃない」

孫たちが遊びに来たとき、会話に入れず、かんしゃくを起こした夫。「もうみんな帰れ、来るな！」と帰らせた。しかしそのあとずっと「悪いことしちゃった。嫌になる。謝ってすむことじゃない」と泣いていた。本人も自分を制御できず、悲しんでいる。

愛し、愛され、必要とされたい

歳を取るにつれて性欲は減退していくものと考えられています。しかし、「愛したい、愛されたい」という気持ちは、失われるものではありません。

性的な行為に及ぼうとする

女性にもみられますが、男性に多くみられる行動です。異性の介護者をベッドに誘ったり、突然抱きついたりします。性器を露出するなどの直接的な行為をとる場合もあります。

介護者が本人に嫌悪を抱く
下半身を露出し、触らせる
DVや過度の束縛が起こる

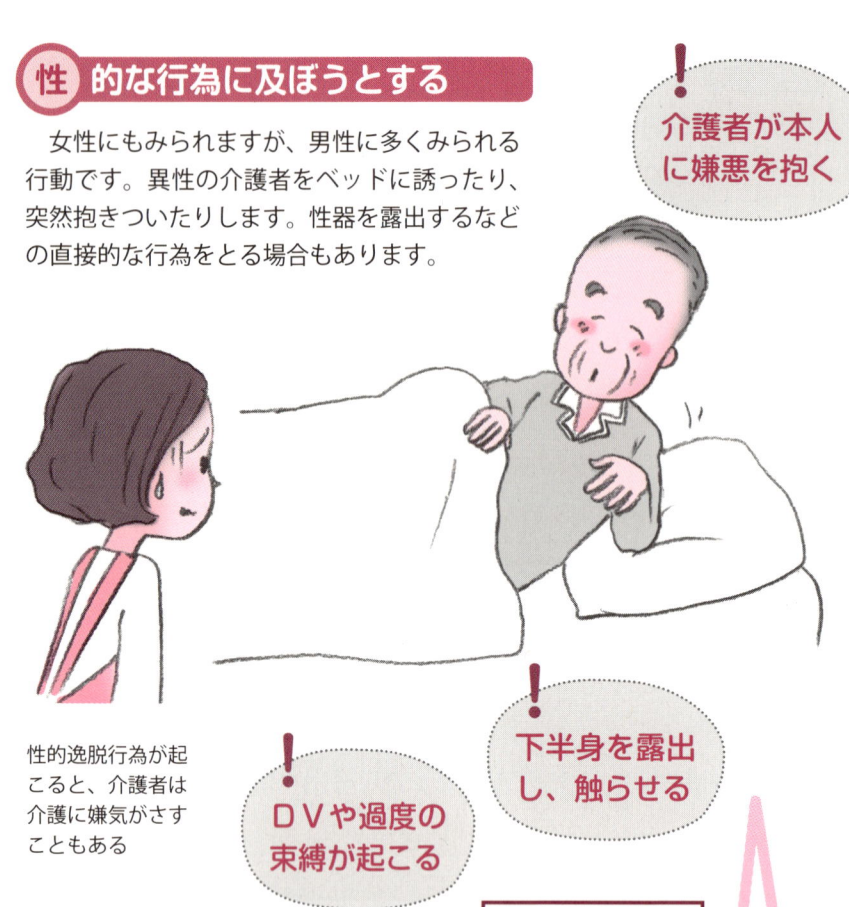

性的逸脱行為が起こると、介護者は介護に嫌気がさすこともある

本人の気持ち

「必要とされたい、かまってほしい」

認知症の人は記憶が過去に戻っているため、「いつも優しくしてくれるあの女性は、ぼくの妻」と思いこんでしまいます。「いつも面倒をかけてすまない」「妻に何かしてあげたい」という気持ちになります。

こんなケースも

- 老人ホームで不適切な関係に及ぶ
- 痴漢行為をおこなう
- 卑猥《ひわい》な言動をする
- 嫉妬妄想を抱く
- 強姦未遂を起こす

「あなたの存在が嬉しい」と伝える

認知症の人の性行動は、性欲よりも寂しさや不安などに起因します。認めてほしい、愛してほしいという気持ちを、満たしてあげましょう。

対応

① 軽くかわす
「今日は調子が悪いの。また今度ね」など優しく。

できれば ② 目をみて手に触れる
かわすときにそっとスキンシップを。愛情に飢えている場合は、言葉以外のコミュニケーションのほうが心に届きやすい。

心理

不安や好きな気持ちが抑えられない
不安が嫉妬妄想や性的逸脱行為につながる。またよくしてくれる人や、初恋の人に似た人を好きになることも。

対策

楽しみをみつけてあげる
こだわりのように長くは続かない。ほかに気持ちを向けさせたり、行為の原因を取り除く。

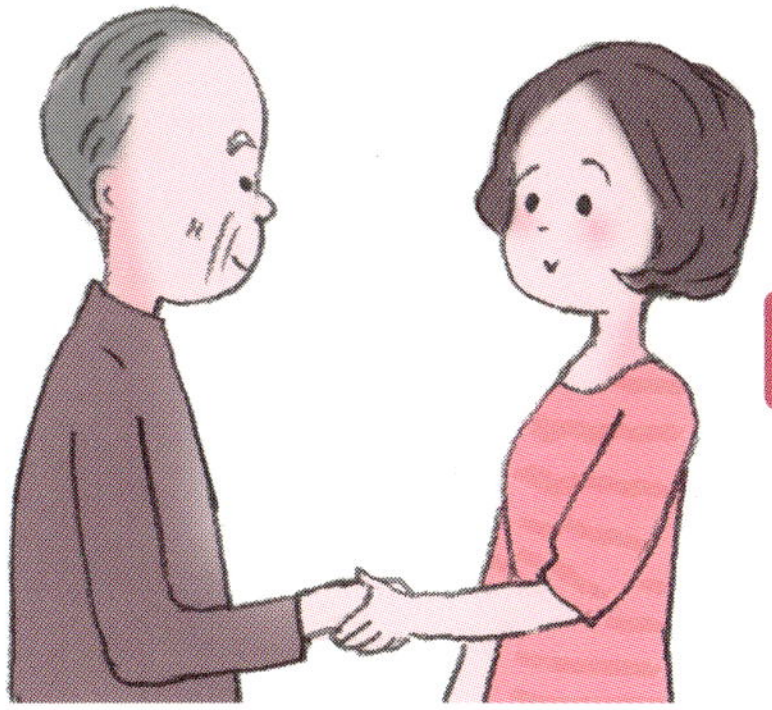

軽く手をとるだけでも、性的逸脱行動を抑える効果がある

老いても人を愛する気持ちは失われない

性的逸脱行為は、見当識障害による人違いや、抑制力の低下によって、欲求のコントロールができなくなっていることが原因です。

周囲の人はとまどい、嫌悪感を抱きがちですが、その根底には愛し、愛されたいという欲求があります。性の欲求は、生の本能であり、愛情の飢えや孤独、不安を埋めるための行為でもあるのです。

ごく軽いスキンシップでおちつきが得られる

本人には悪いことをしているという意識はないので、むやみに拒んだり、叱ったりすると、否定された不快感だけが残ります。

高齢者の行為は多くの場合、直接的な行為より、寂しさや不安を埋めたいという気持ちのほうが強いので、軽いスキンシップで心がおちつく場合があります。

作《さく》話《わ》

犯人は私じゃない、猫がやったのでは

認知症の人は、たまに突拍子もない話を持ち出すことがあります。あきれるような話でも、本人は大まじめです。

ありえない話をする

ありもしないことを、実際に体験した話のようにつくりあげていいふらすことを「作話」といいます。抜けてしまった記憶を、自分の都合のよいように補うので、聞いた人は呆れます。

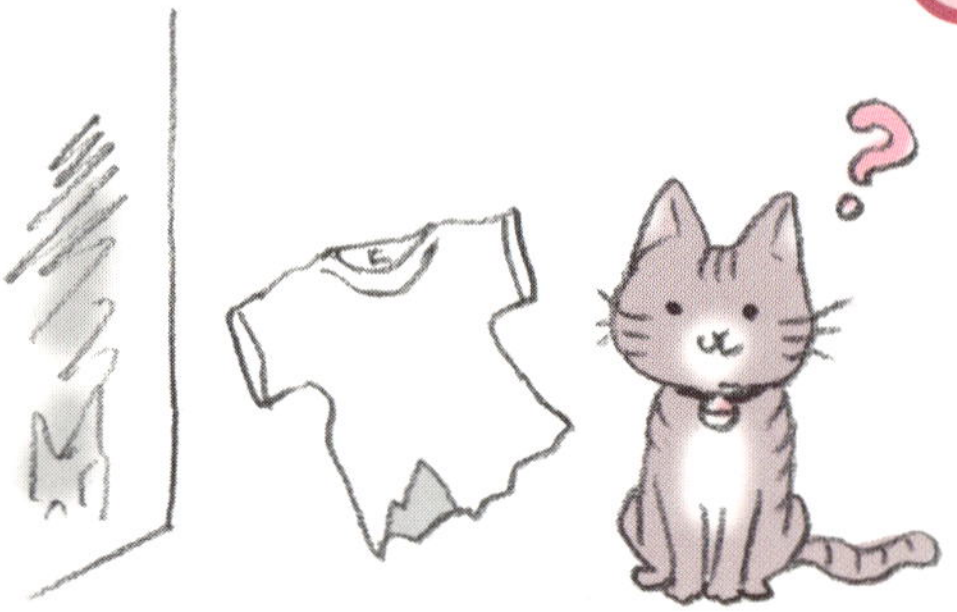

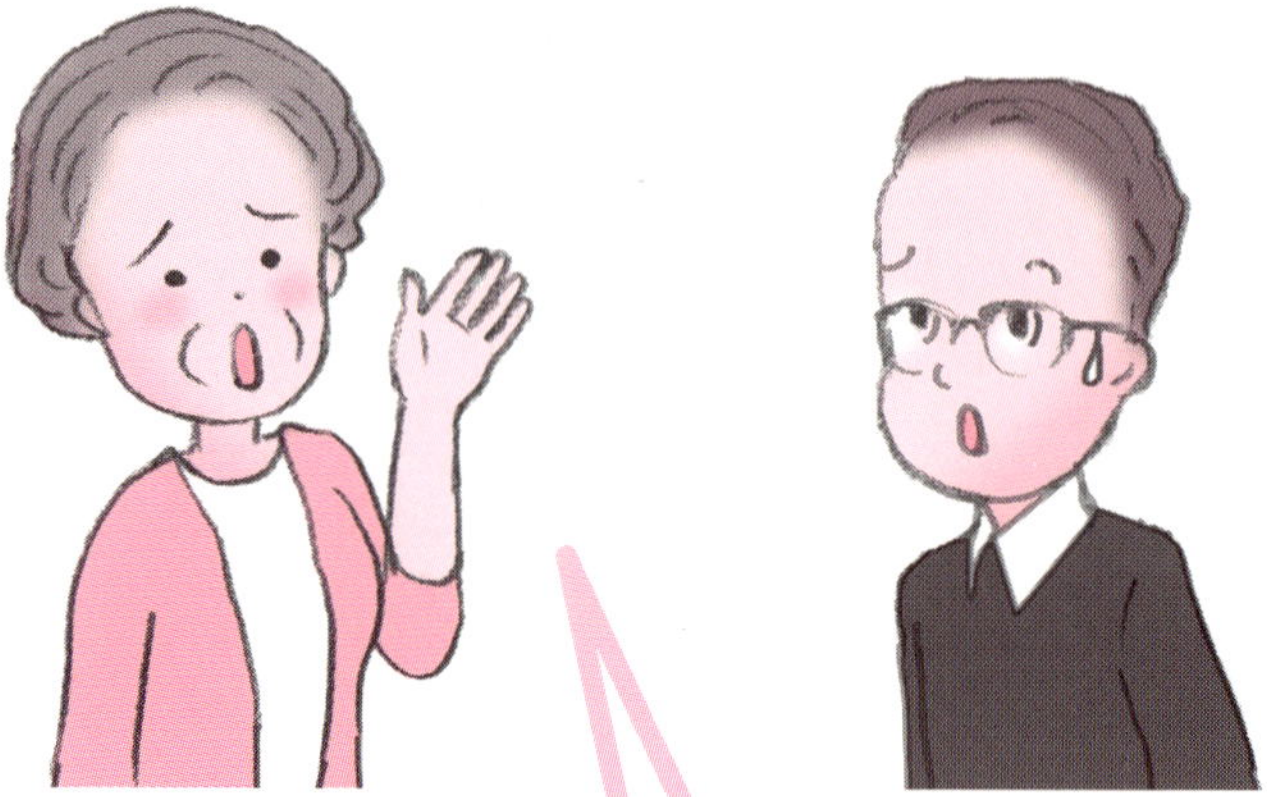

猫や見知らぬ人がやったという言い訳に、聞いた人は唖然《あぜん》とする

本人の気持ち

「私はそんなことしない。でも、だれが？っていわれたら……」

認知症の人は、自己有利の法則で、自分の失敗を認めようとしません。「私がそんな失敗をするはずがない」という思いと、現実とのつじつまを合わせるために、「猫がやった」と話し、自分もそう信じこんでいます。

！介護者との関係がギクシャクする

！犯人にされた人が傷つく

悪 気はなく、忘れているだけ

認知症の人は、故意にだれかのせいにしたいわけではありません。抜けてしまった記憶を、自分にとって都合のよいものに変えているのです。

本人にウソをついている自覚はない

「猫におしっこをひっかけられて、下着がぬれてしまった」。

認知症の人は事実無根の話を本当のことのように話す「作話」をします。しかし、だれかを騙《だま》したいのではありません。自分の記憶の空白を埋め、つじつまを合わせようとする、自己防衛なのです。

本人にウソをついている自覚はないので、反論したり、否定したりすると反発します。

心理

記憶にないから推理する

記憶障害によって、自分がおこなったことを忘れている。その空白を埋めようと推理する。しかし、自己有利の法則が働くので、自分にとって都合のよい話になってしまう。

対応

話を合わせる

自分の人生を美しく脚色する場合もある。うなずきながら話を聞き、決して否定しない。否定すると妄想につながる場合がある。

対策

理由を考えてサポートする

服を引き裂いたなどという場合は、何かしたいことがあって失敗した可能性がある。本来したかったこと（裁縫など）を生活歴などから推察し、サポートする。

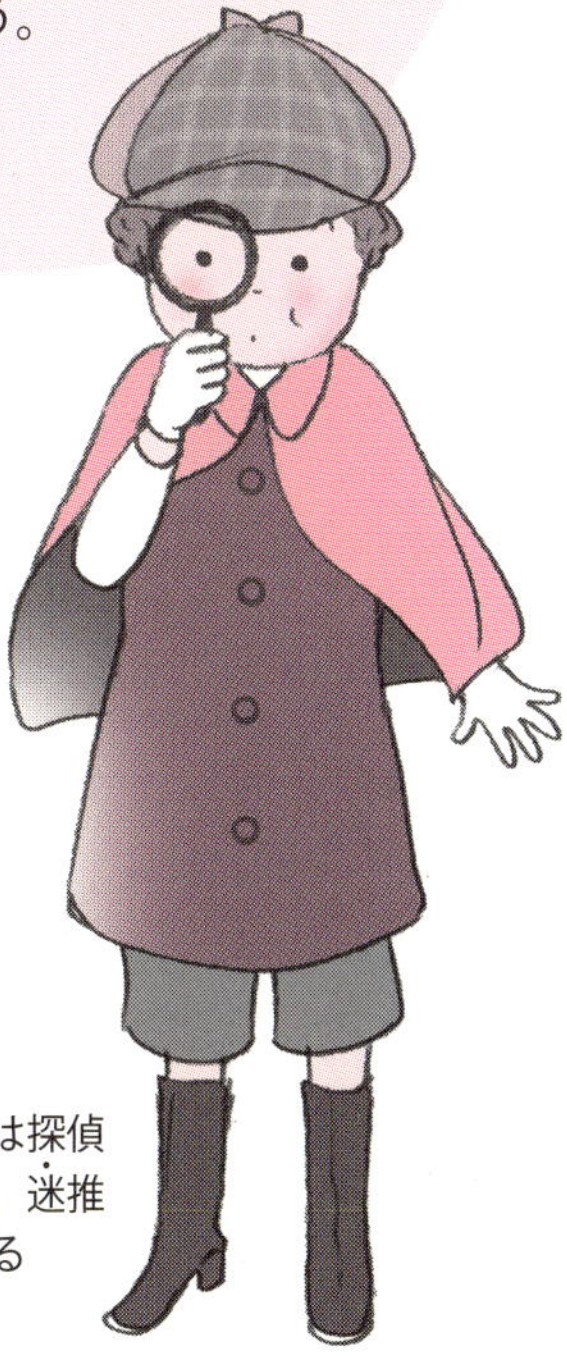

認知症の人は探偵さながらに、迷推理を披露する

家の中にまったく知らない人がいる

幻視や幻聴など、実際にないものがみえたり聞こえたりする「幻覚」も、認知症の症状のひとつです。幻覚は認知症の人にとって大きなストレスになります。

「知らない人が家にいる」という

幻視には、人がみえる場合、小動物がみえる場合、光景がみえる場合の3パターンがあります。同時に、ものや模様を別なものに見間違える「錯視」も起こりがちです。

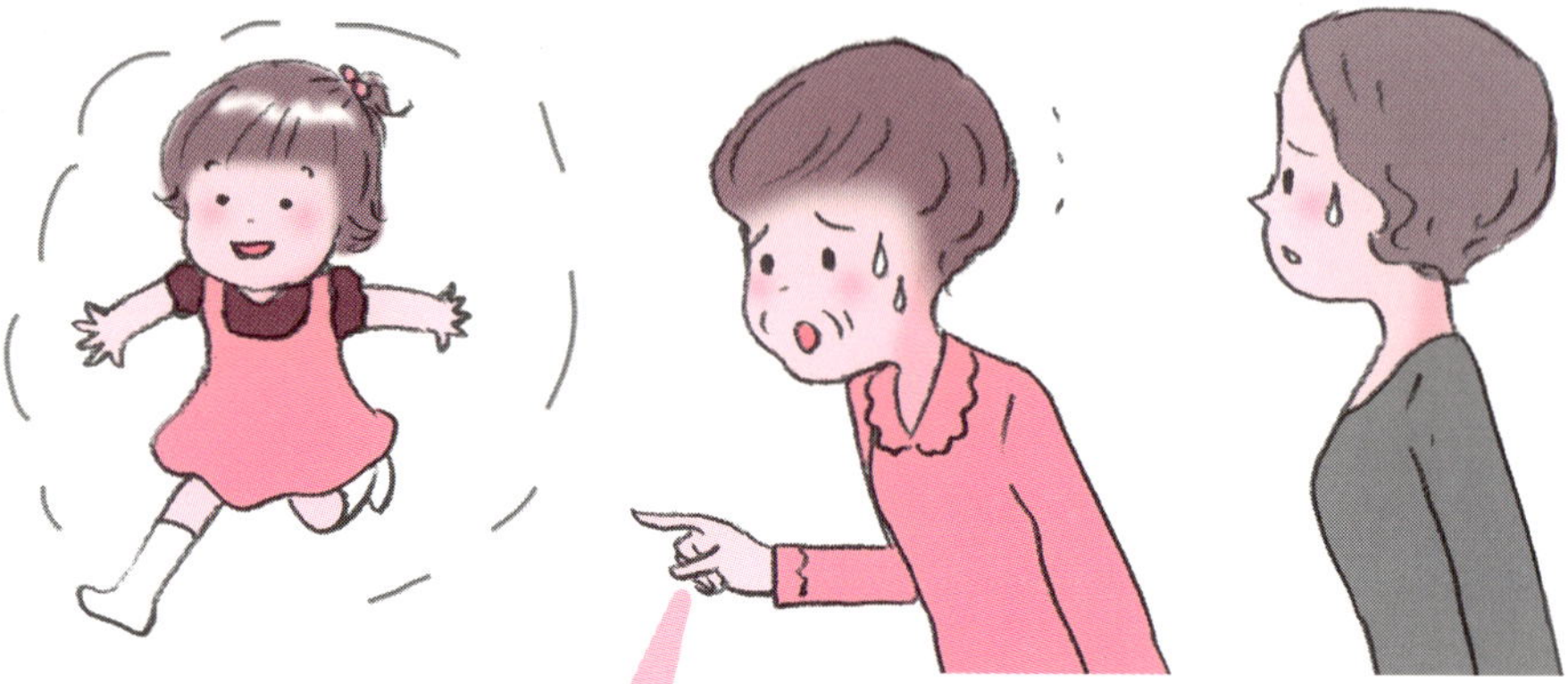

何もない空間を指さして、「知らない子どもが家の中に入ってきた」などという

本人の気持ち

「知らないだれかがはっきりみえる!!」

「そこに、知らない子どもがいる」といい出したり、興奮したりする場合、実在しないものがみえている可能性があります。幻視は、その人にとっては現実。なぜ周囲の人はみえないのかがわかりません。

! 本人が怖がり通報する

こんなケースも

- 小動物がみえる
- 人物がみえる
- 光景(川など)がみえる
- 音や声が聞こえる(幻聴)

みえていることを受け止める

幻覚を訴えられても、本人以外にはわからないわけですから、とまどってしまいます。しかし、本人にはありありと感じられることで、恐怖や不安を持っています。その気持ちに寄り添いましょう。

幻覚による恐怖感を取り除くことが第一

幻覚は、認知症全般にみられる症状です。不安や環境の変化などでせん妄（↓41ページ）を起こすと、「泥棒が入ってきた」などの幻視をみることもあります。

レビー小体型認知症の幻視は、はっきりとみえるのが特徴です。レビー小体型認知症の八割に幻視の症状があり、発症のサインにもなっています。

幻覚が問題となるのは、本人が混乱したり、怖がったりすることで、心が不安定になり、認知症の症状を悪化させる可能性があることです。言い換えれば、幻覚を感じても、本人が恐怖を感じたり混乱や不安に陥ったりしなければ、問題はないのです。

周囲の人は、幻覚を否定も肯定もせずに軽く受け流し、本人がおちつく方法を探りましょう。

原因

レビー小体型でみられることがほとんど

レビー小体型は、脳の視覚を司る部位に障害が起こりやすく、幻視が現れる。意識障害によって起こることも。

対応

「怖い」ことをいっしょに解決する

幻覚はどんなもので、それによってどういう気持ちなのか聞く。いっしょに幻視のある場所に近づいたり、その場を離れたりする。

対策

照明を明るくし、部屋を片づけておく

暗がりやものかげ、壁にかけた衣類は錯視の原因。明るくすっきりした部屋では、錯視がおさまることも。

懐かしい人と楽しくおしゃべり

認知症の人が鏡や人形に向かって親しげに話していることがあります。一見、不可解で少し不気味ですが、認知症の人がいる世界を理解しましょう。

鏡や人形と親しげに話す

鏡に向かって一人二役で話す現象を「鏡現象」といいます。また、人形を生きた人間のように扱う「人形現象」も、周辺症状のひとつです。

鏡現象

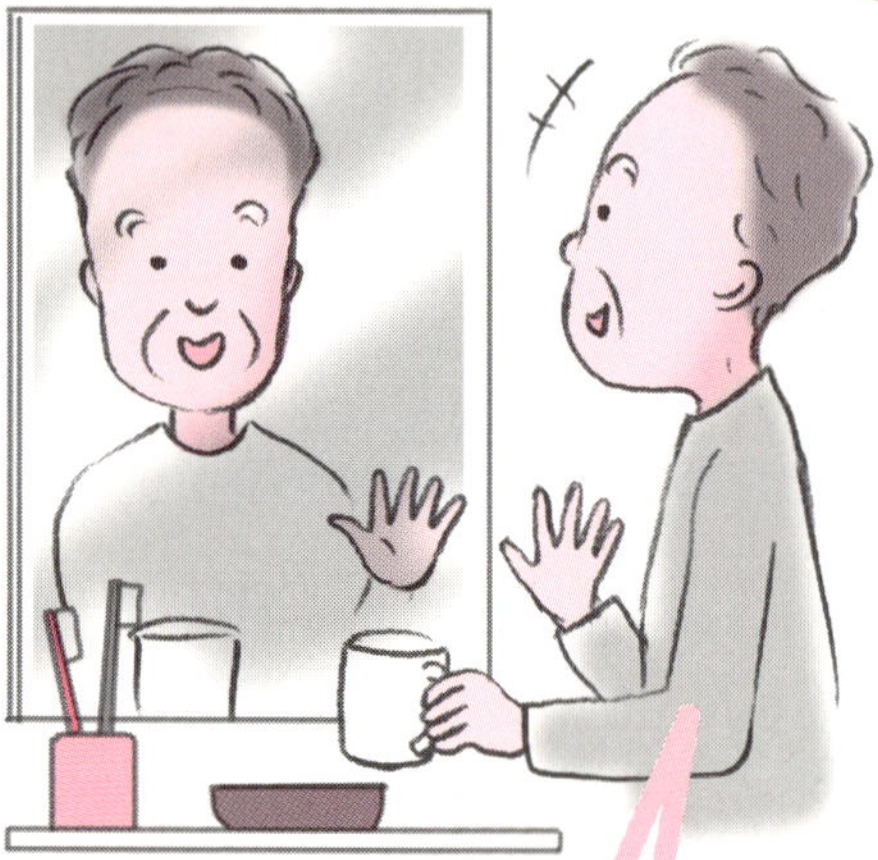

鏡に映った自分と親しげに会話。ほかの人が映ると振り向くので、他人との区別はついている

本人の気持ち

「懐かしい人だねえ」

鏡をのぞきこんだら、「私をじっとみつめる人がいる」と気づきました。笑いかけると、向こうも笑顔を返し、話もはずみます。鏡の中の人が、「どこかで会った、懐かしい人」に思えます。

人形現象

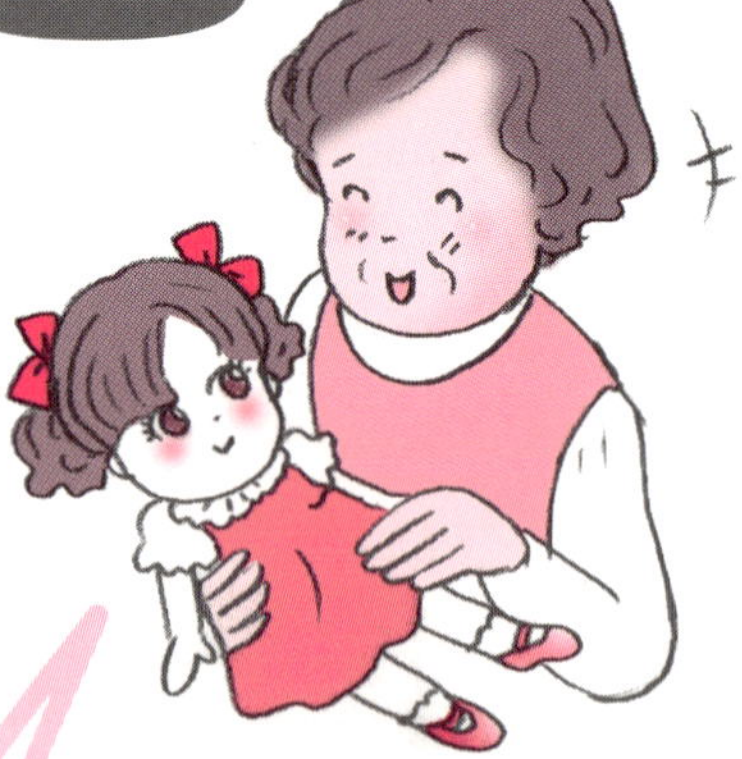

お気に入りの人形を娘と思いこみ、あやしている

本人の気持ち

「私の娘はかわいいな」

子育てに夢中になっていた時代に戻っており、「私はお母さん。この子は私の生きがい」と、幸せをかみしめています。本人は人形を娘と認識し、世話をしています。

本 人の世界を受け入れる

鏡現象も人形現象も、認知症がある程度進行してから出てきます。どちらも奇妙に思えますが、本人にとっては、孤独を埋めたり、生きがいを求めたりする意味のある行動なのです。

対応

見守る

基本的に害のない現象。止めたり邪魔したりせず、少し離れて見守る。会話に日ごろの気持ちや不満が表れることもあるので、観察するとよい。

不都合があれば気をそらす

興奮して怒りだすようなら、「まぁまぁ、こちらでお茶でもどうぞ」とその場から引き離す。

対策

安心できる環境づくりをする

本人が安心できる場所を整えたり、人間関係での困りごとを解消する。

心理

子育て時代など、昔を思い出す

人形現象の多くは、子育てに通じる。生き生きとしていた時代に帰っていると考えられる。鏡現象は孤独や不安が背景にある場合も。

親しみを感じたり、昔を思い出したりする

鏡現象は認知能力の低下に伴う症状で、アルツハイマー型認知症以外ではみられません。

また、人形を生きた人間のように扱う人形現象は、失認によって起こり、女性に多くみられます。

鏡像や人形に、親しい人などを投影し、その親しい人とやりとりすることを通して、本人が生き生きと輝いていた時代や心の安らぎを得ようとしています。

不都合がなければその世界をそっと見守る

鏡や人形に向かって、穏やかに話をしている場合は、その人の世界を尊重し、そのまま見守ります。

しかし、鏡に向かって怒りだしたり、攻撃的になったりする場合は、けがをする可能性があります。声をかけて気をそらし、鏡のみえないところに移動させます。

なんだか熱いような気がするけれど

健常な人は、火が危険なものだと認識しています。しかし、認知症の人の中には、火が危険だという認識がうすれ、事故を起こしてしまう人もいます。

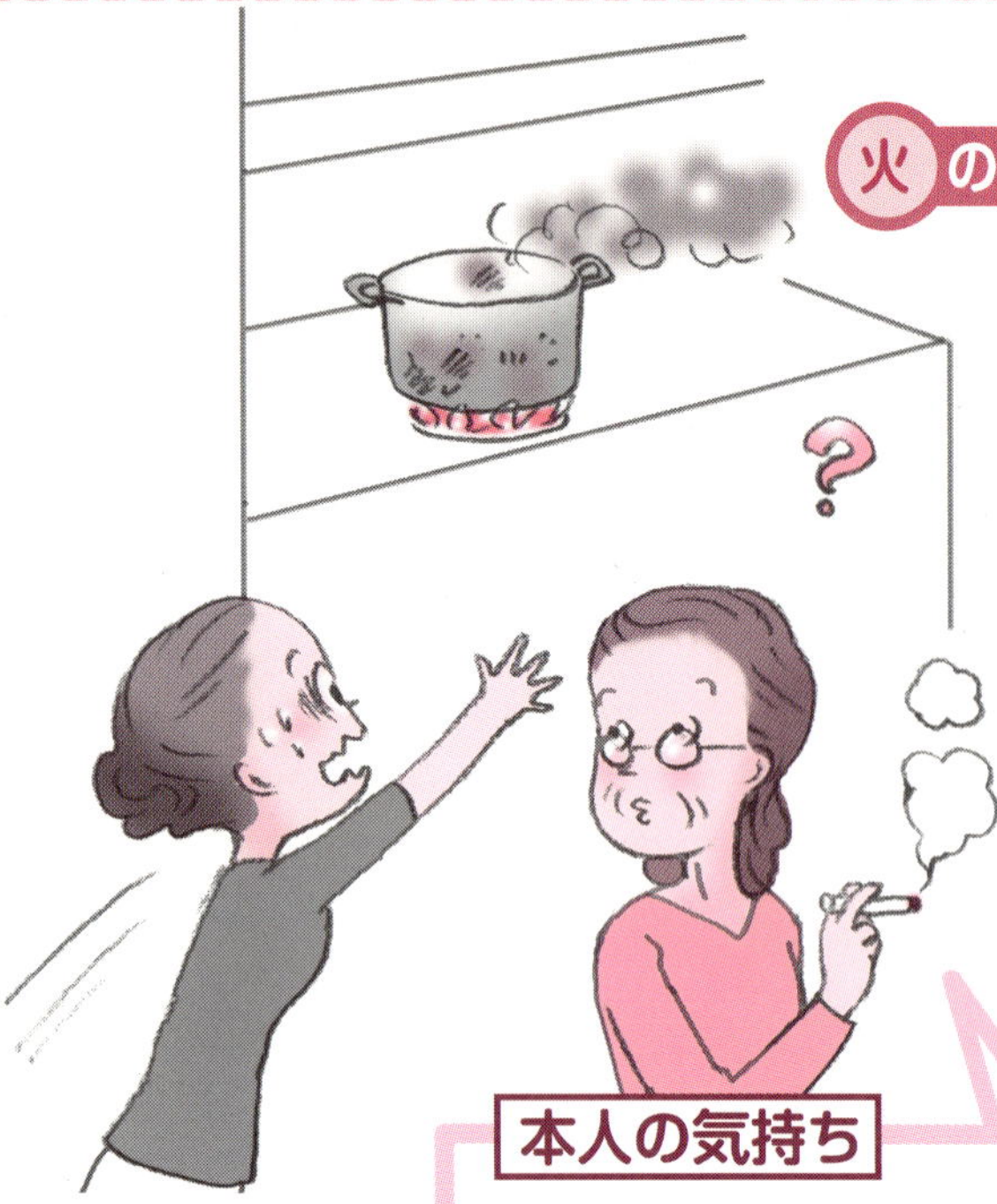

火の扱いがぞんざいになる

鍋の火やストーブを消し忘れたなど、記憶障害が原因で火の不始末を起こすことがあります。また、認知能力や判断力が低下して、火を雑に扱うこともあります。

！火事になる

鍋を焦がして煙が出ているのに、平然とタバコを吸っていた

本人の気持ち

「何をそんなに大騒ぎしているの？」

一服していたら、台所で家族が騒いでいます。「火がつけっぱなしよ！」と怒られましたが、なんのことでしょう。「私は消し忘れていない。火もつけていない」。タバコも取り上げられそうになりました。

火を危ないと思えなくなる

火の不始末で多いのは、消し忘れやタバコの不始末です。「タバコは火のついた危険なもの」という認識がなく、紙くずの入ったごみ箱などに捨ててしまいます。灰皿とごみ箱を間違えることもあります。

「炊事をさせない」のはあまりよくない対策

火の不始末には、家族も神経質になりがちです。しかし、炊事をやめさせて、本人の役割や能力を奪うのはあまりよくありません。

安全な機器を利用し、本人が役割を担えるよう、工夫しましょう。

安全を確保する

特にひとり暮らしで火の不始末が起こると、周囲はひやひやします。大事に至る前に、器具を替えるなど、先手を打ちましょう。

4つの対策

なるべくいっしょに炊事をする

料理中の火の消し忘れが目立つ場合は、介護者がいっしょに料理をおこなうようにする。もしくは、配膳や米とぎなど、火を使わないことだけ、担当してもらう。

器具を替える

調理器具や暖房器具は火の出ないものに替える。また、火災報知器をつけ、じゅうたんやカーテンを難燃性のものにする。そのほか、火災防止のさまざまな安全機能つきガスコンロも市販されている。

火が出る器具を使えないようにする

家族が外出するときはガスの元栓を閉め、燃えやすいものは片づけておく。ごみ箱を灰皿代わりにすることもあるので、ごみ箱に湿ったぞうきんを入れるのもよい。

タバコは人目のあるところで

突然禁煙を迫ると激しく抵抗し、隠れて吸うようになる。大きくわかりやすい灰皿を用意し、タバコの管理は介護者がおこなう。

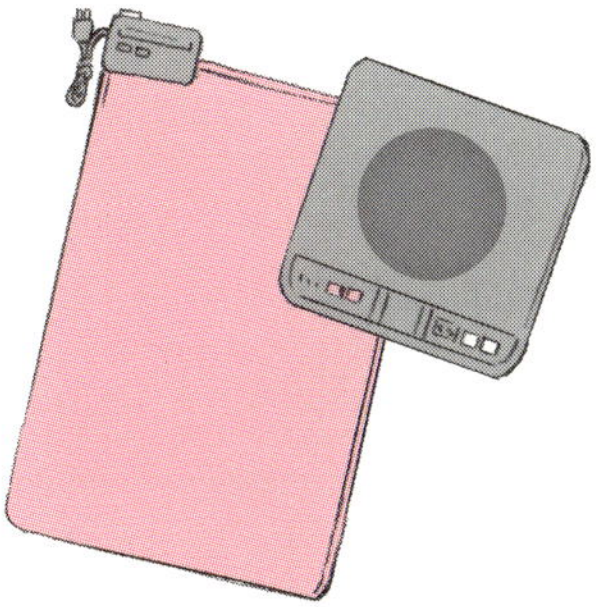

ガスコンロからＩＨ調理器に、ガスストーブからホットカーペットに替えるなどの対策を

詐欺被害

あの人が勧める商品なら買いたい

残念なことに、高齢者や認知症の人を狙った詐欺が絶えません。認知症の人は「騙された」という認識がないため、発覚が遅れることもあります。

高額な商品を大量購入

判断力が低下すると、勧められるままに商品を買ったり、振り込め詐欺にあったりすることがあります。手口は年々巧妙になっており、注意が必要です。

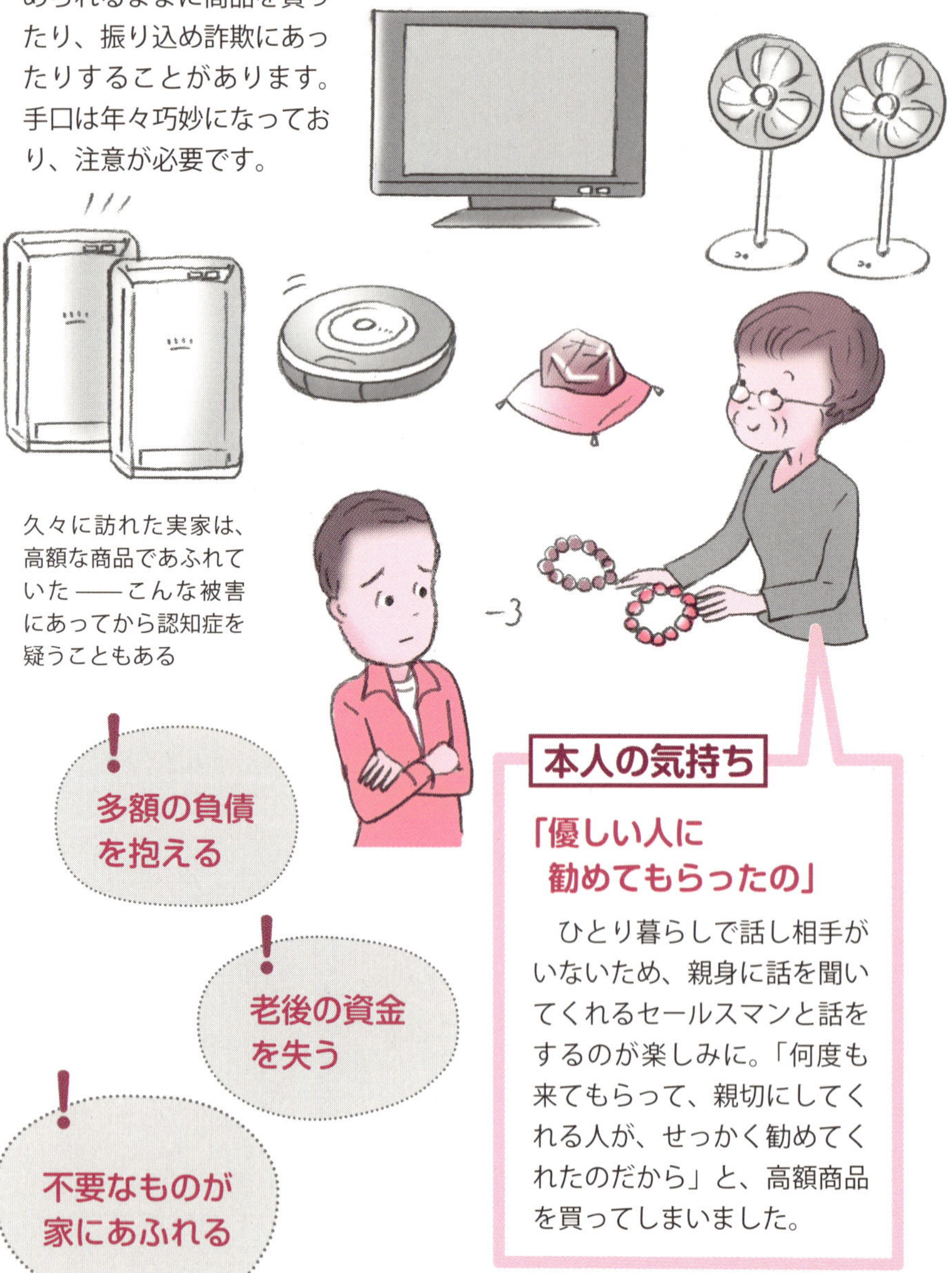

久々に訪れた実家は、高額な商品であふれていた —— こんな被害にあってから認知症を疑うこともある

! 多額の負債を抱える

! 老後の資金を失う

! 不要なものが家にあふれる

本人の気持ち

「優しい人に勧めてもらったの」

ひとり暮らしで話し相手がいないため、親身に話を聞いてくれるセールスマンと話をするのが楽しみに。「何度も来てもらって、親切にしてくれる人が、せっかく勧めてくれたのだから」と、高額商品を買ってしまいました。

法的な対策を取る

詐欺にあわないためには、法的な対策を取る必要があります。それが「成年後見制度」です。ほかにも警察や地域と連携して、犯罪に巻きこまれないように見守りましょう。

対策

成年後見制度を利用する

本人の代わりに、法的手続きをおこなう「後見人」をつける制度。

8日以内ならクーリングオフも

訪問販売の場合は、購入から8日以内であれば無条件で返品できる。

対応

消費者生活センターや警察に相談

被害にあった場合は、警察や消費者生活センターに相談する。返品可能な場合もある。

心理

寂しい気持ちを理解する

高齢者につけこむ詐欺がたえない

判断力が低下した認知症の人はかっこうの詐欺の標的です。

ひとり暮らしや、日中、家族が不在で話し相手がいない認知症の人にしてみれば、親身に話を聞いてくれる人は「優しい人」。手口も悪質で巧妙になっているため、つい信用して、言いなりに売買契約を交わしてしまいます。

家族はしかたがないと泣き寝入りせず、消費者生活センターに相談をしましょう。同時に、認知症の人の寂しい気持ちを理解し、成年後見制度など、認知症の人の生活を見守る方法を検討します。

解説

成年後見人は家庭裁判所が選ぶ

法的行為を代わりにおこなう

成年後見制度には、本人の判断能力に応じて、後見、保佐、補助の三つがあります。

家庭裁判所の認めた後見人が、本人に代わって契約を結んだり、取り消したりなどの法的行為をおこなうことができます。

制度の利用を家庭裁判所に申し立てができるのは、本人と配偶者、四親等以内の親族です。身寄りがない人や、親族から介護の放棄・放任、虐待を受けている人は市区町村長が申し立てをし、認知症の人の権利を守ります。

本人が準備しておくこともできる

成年後見制度には、本人がしっかりしているうちに、自分で後見人を決めておく任意後見制度もあります。必要なときに申し立てられるので、自分が将来認知症になっても、対応してもらえます。

ひとり暮らしはチームで支える 解説

発症前に気をつけたいこと

介護が必要になったとき、どんな生活を望むのかは、人によってちがいます。できれば元気なうちに話し合っておきましょう。

元気にみえても、認知症はじわじわ発症します。日ごろからこまめに本人と連絡をとり、早く異変に気づくことが大切です。

- 元気なうちに本人の意向を確かめておく
- 本人の近しい人（地域の人、友人、親せきなど）との関係を築いておく
- 普段からこまめに連絡を取り合うようにする

住み慣れた家に住み続けることは、ひとり暮らしだからこそ、叶えていきたい

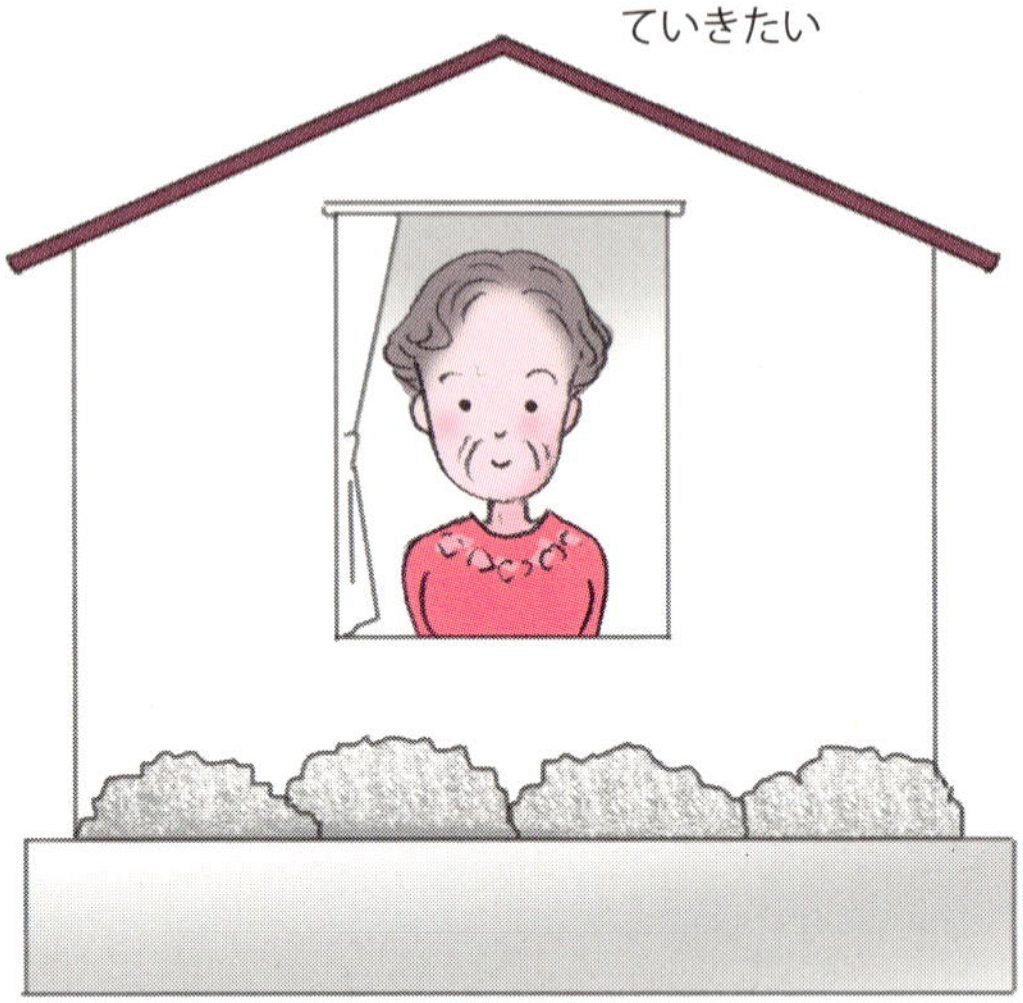

認知症の人のひとり暮らしは全く不可能ではない

介護は、かつてのように同居家族が中心になっておこなう形のほか、老老介護や「おひとり様」などの形が目立ってきました。六五歳以上の高齢者のいる世帯も、高齢者のひとり暮らしと高齢夫婦二人世帯の合計のほうが、家族と同居する高齢者より多いのです※。

認知症になったからといっても、離れて暮らす親子が急に同居するのは難しいことです。また、少子化のため、身寄りのない人もいるでしょう。そのなかで、認知症になる人は増加の一途をたどっています。

認知症になっても、今までどおりその人らしく暮らしていくことは可能です。そのためには、さまざまな制度を知り、じょうずに活用していくことがポイントになります。

※平成25年「国民生活基礎調査」（厚生労働省）

発症してからすること

まずは専門医を受診し、介護保険の申請をして、生活環境を整えていきます。

いざというとき頼りになるのは、遠くの家族より近くの他人。地域の社会資源や見守りグッズなどを活用して、本人をささえる態勢をつくります。

- 成年後見制度を申し込む（→79ページ）
- 遠距離介護の情報を集める（遠距離介護のNPOなども存在する）
- 介護保険を申請する
- 生活パターンを整える

生活パターンの例

	月	火	水
7時～9時	ヘルパー	隣のAさん	ヘルパー
10時～17時	デイサービス	デイサービス	デイサービス
18時～	ヘルパー	長男	姪（電話）

曜日ごと、時間ごとに見守る人の当番を決める

本人をささえる態勢を整える

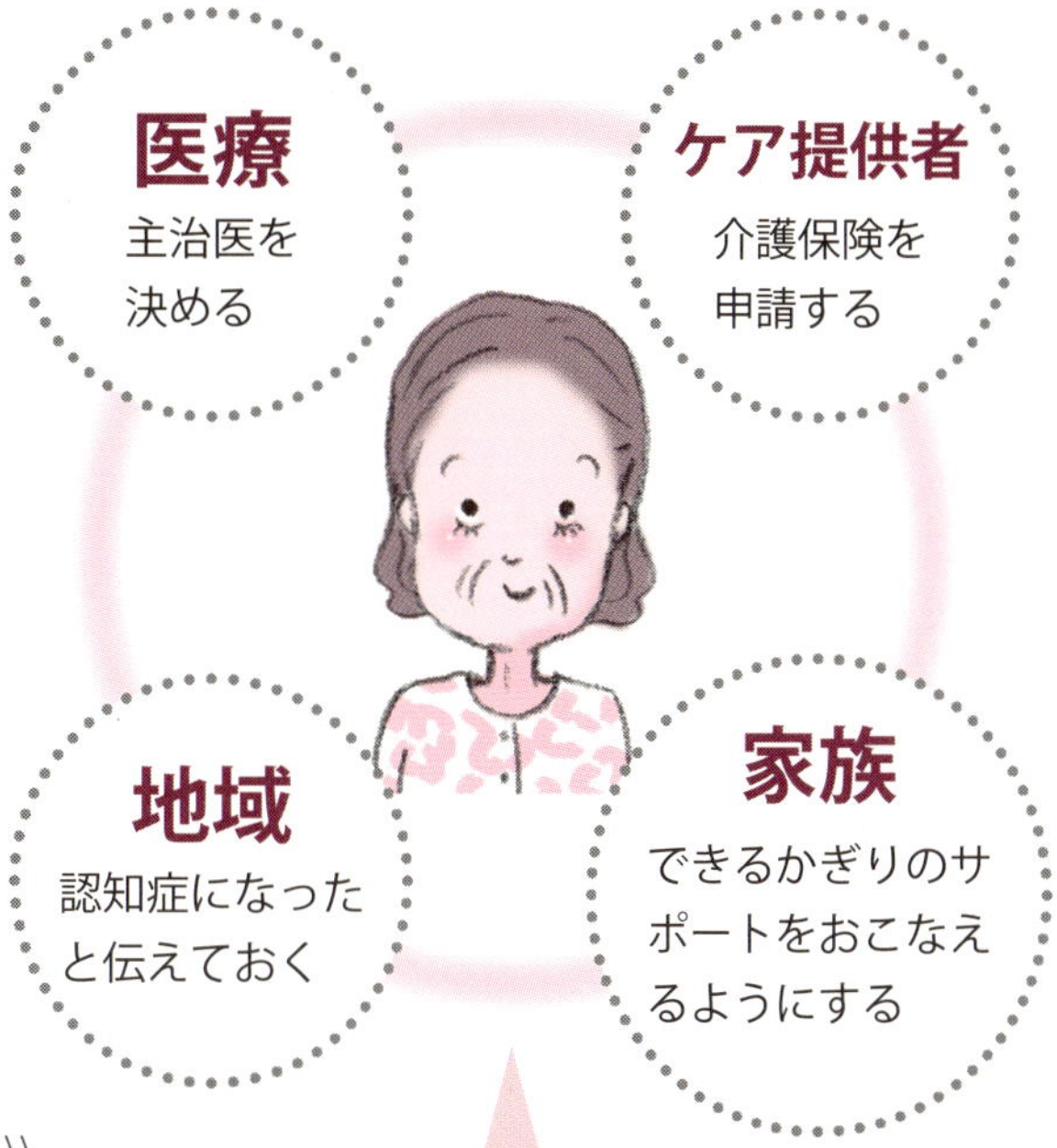
医療
主治医を決める
ケア提供者
介護保険を申請する
地域
認知症になったと伝えておく
家族
できるかぎりのサポートをおこなえるようにする

家族会や行政サービスも利用

介護保険以外に、社会福祉事務所がおこなうサービスもある。認知症の人の家族会などから情報を集めておくのも大切。

- 1日に1回以上、電話やインターネットを使って連絡を取る
- 見守りグッズを活用する

いざというときは

認知症の人は、徘徊や体調の急変など、対応を急がなければならないことがあります。事態を予測して、対策をとっておきます。

また、将来、どんな形で看取りをするかも考えて、情報を集めておきましょう。

- 緊急連絡先を、電話のそばなど目につくところに大きく掲示しておく
- 事前に万が一をシミュレーションしておく

（例）徘徊→地域の人に日ごろから声かけや見守り、捜索をしてもらう、徘徊 SOS ネットワークに登録する

- 頼れる人をつくっておく

- 暮らし方のメリット、デメリットをおさえておく

ひとり暮らし
- 本人は楽
- 緊急時の対応が難しい

家族宅によび寄せる
- 本人は環境が変わり、不安
- 遠距離介護の負担が減る

家族が移住する
- 本人は人が増えておちつかないこともある
- 引っ越してきた家族の暮らし方が変わる

老人ホーム
- 本人は環境が変わり、不安
- 介護の負担が減る

いわゆる「老人ホーム」にはさまざまな種類がある。利用料が安い特別養護老人ホームは空きが少ないため、民間の有料老人ホームの利用が増えている

認知症高齢者グループホーム
- 認知症の特徴を生かす介護なので、穏やかに暮らせる
- 小規模なので空きが少ない

- 胃ろうや終末期医療についても情報を得て、考えておきたい。

→ NPO や家族会、医師などに話を聞いておくとよい。

4 介護者ができること 後悔しないために

認知症の人と暮らしていくのは、たいへんなことです。

つらくて泣きたくなったり、

眠くてフラフラになったりもするでしょう。

しかし、考えてみてください。

これが永遠に続くわけではないことを。

いずれ、かけがえのない日々になるのです。

そのとき後悔しないために、

いっしょにいられる今を、大切にしていきましょう。

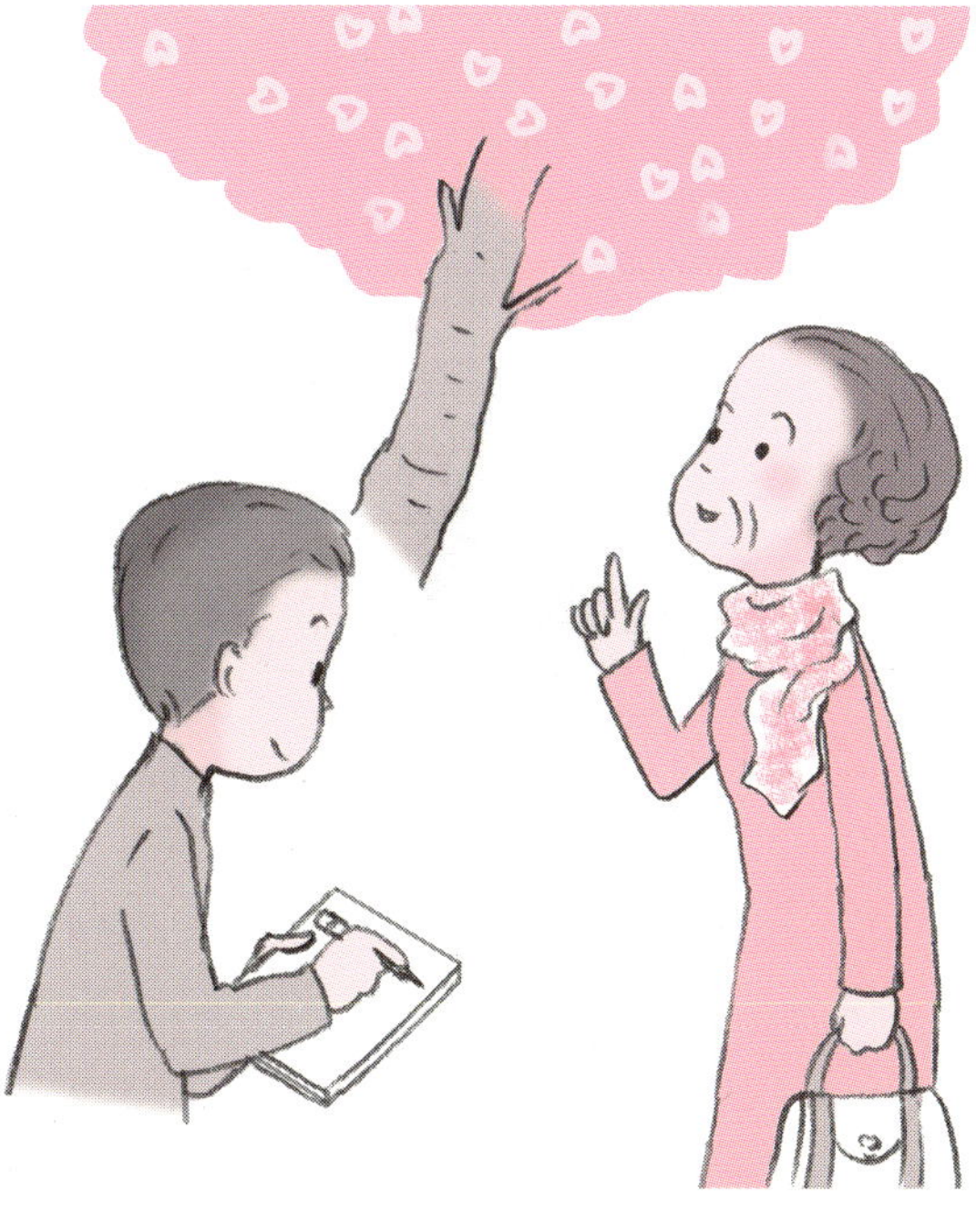

ケース

Dさんの父親は しっかり者で評判だったのに

プロフィール

Dさんは40歳男性。１年前に認知症と診断された、75歳の父親と２人で暮らしています。

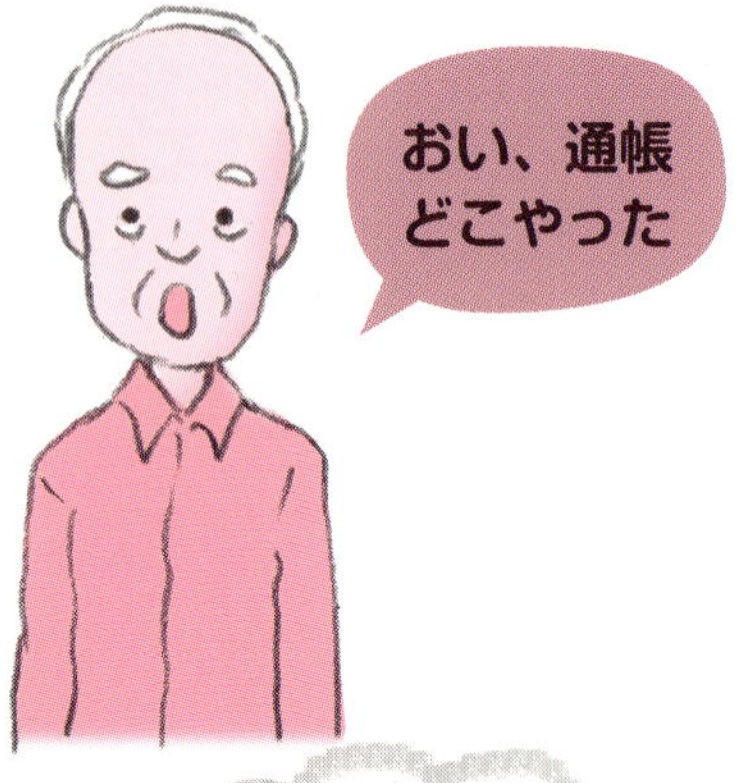
おい、通帳どこやった

1 父親の介護が始まり、Dさんは仕事を減らすことにしました。長年警察官として、地域で信頼されてきた父。そんな父が日々変わっていくのを、あまり認めたくありません。

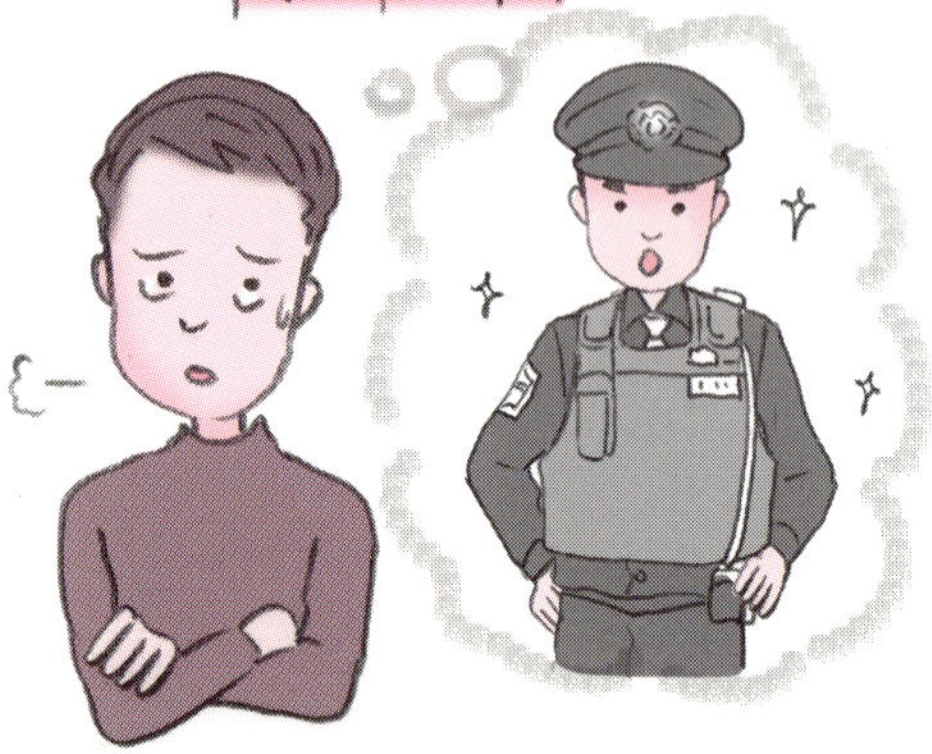

しっかりしていた父を思い出しては、毎日ためいきをつく

無理やり手を引っ張っても、父は動こうとしない

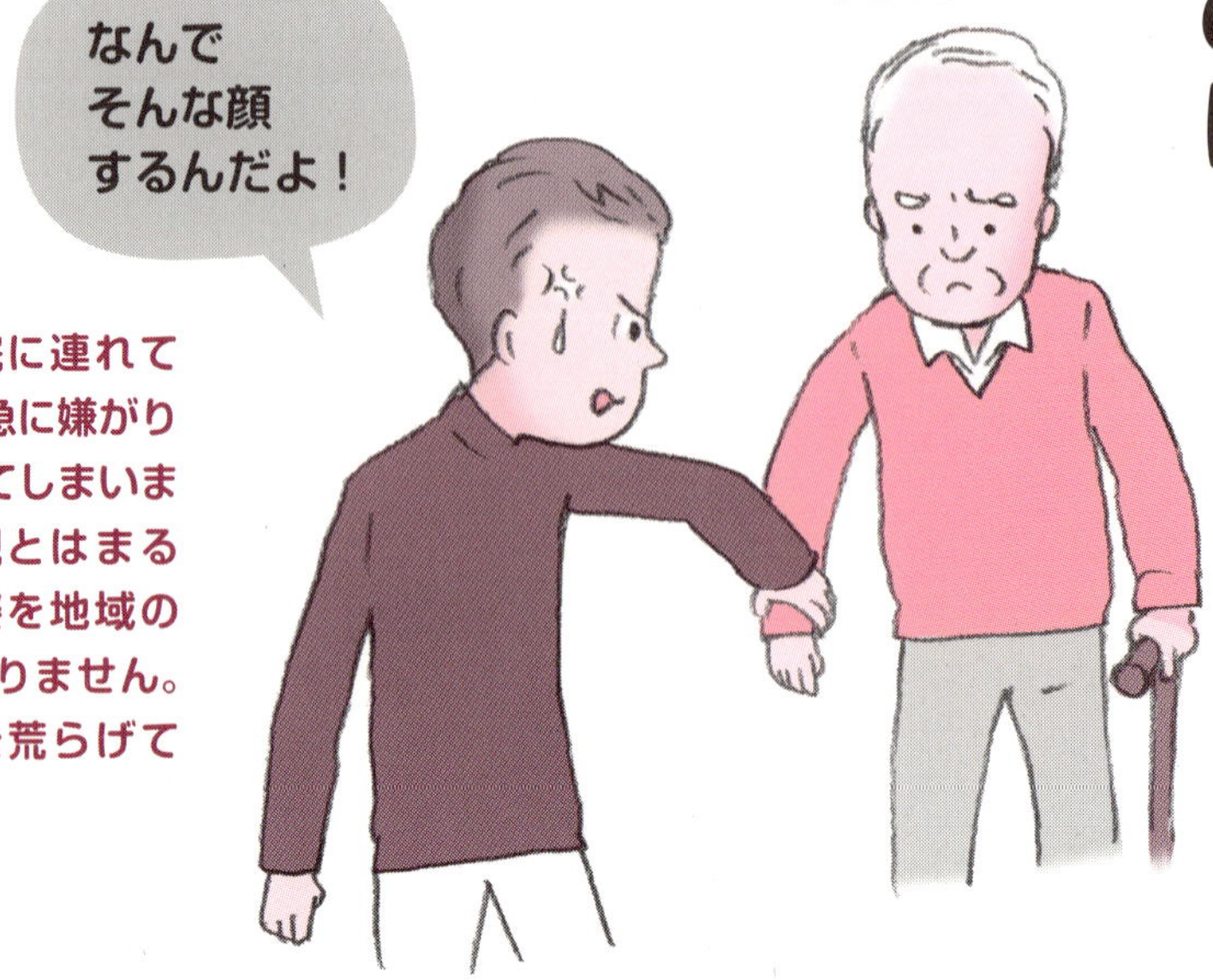
なんでそんな顔するんだよ！

2 仕事を休んで病院に連れて行く途中、父親は急に嫌がりだし、立ち止まってしまいました。以前の父親とはまるで違う、こんな姿を地域の人にみられたくありません。Dさんはつい声を荒らげてしまいました。

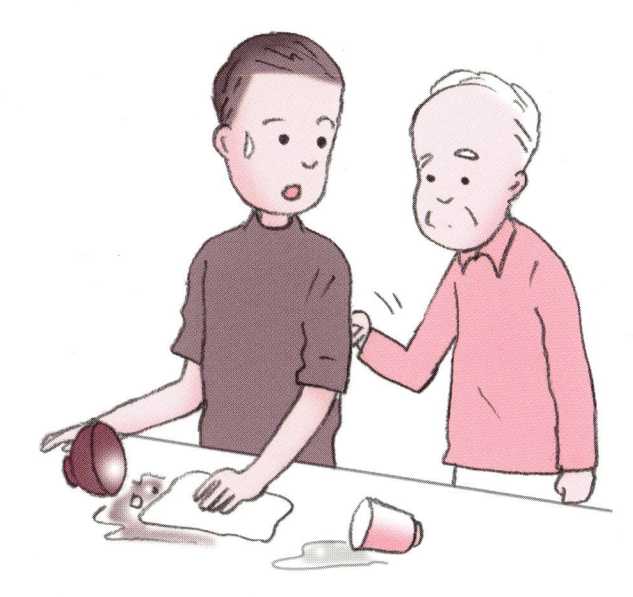

3 **Dさんは父親との生活に疲れてきました。そんなある日のこと。食べこぼしを片づけていると、父が背後から近づいてきました。振り返ると、悲しげな目をした父が背中に触れてきました。はっとしました。**

父の気持ちが、触れた背中から伝わってきた。父も苦しいのだとわかった

4 **Dさんは、「親父との関係が変わった」と思いました。「いつも守ってくれた親父。今度は自分が親父を守る番だ」。これから、どうしてあげたらいいかを考えました。**

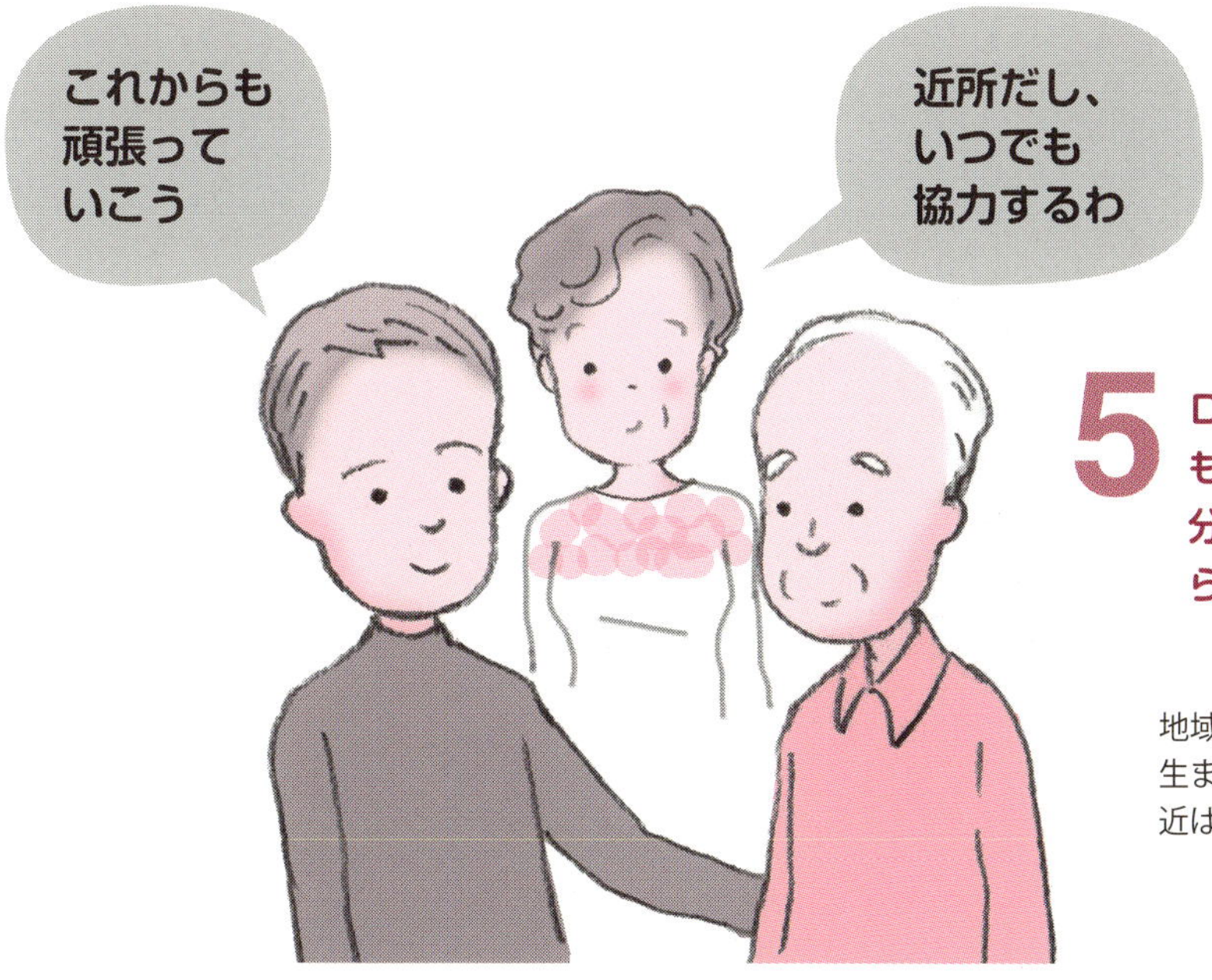
これからも頑張っていこう
近所だし、いつでも協力するわ

5 **Dさんは、地域の人にも協力してもらおうと事情を話しました。自分ひとりで頑張ろうとするからつらいのだと考えたのです。**

地域の協力を得て、余裕が生まれた。父の表情も、最近はとても穏やかだ

時間の経過で変化する

家族が「認知症」と診断されても、なかなか信じがたいものです。どの介護者もさまざまな紆《う》余《よ》曲折《きょくせつ》を経て、ようやく受け入れることができます。

家族がたどる4つのステップ

認知症の介護をつらく感じる人と、そうでない人のちがいは、受け止める段階のちがいです。つらく感じる時期を過ぎれば、自然と受け止められるようになります。

この4つのステップは、どの介護者も通る道

ステップ1

「とまどい・否定」

それまでは通常の生活を送ることができていたぶん、「いったいどうしたのか」「そんなはずはない」ととまどい、悩み、否定する。家族だけで抱えこみ、受診をしりごみする時期でもある。

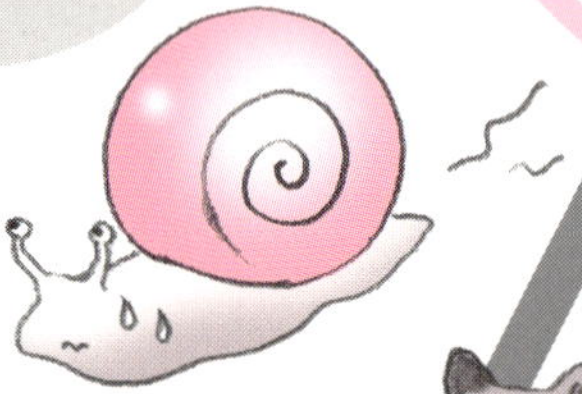

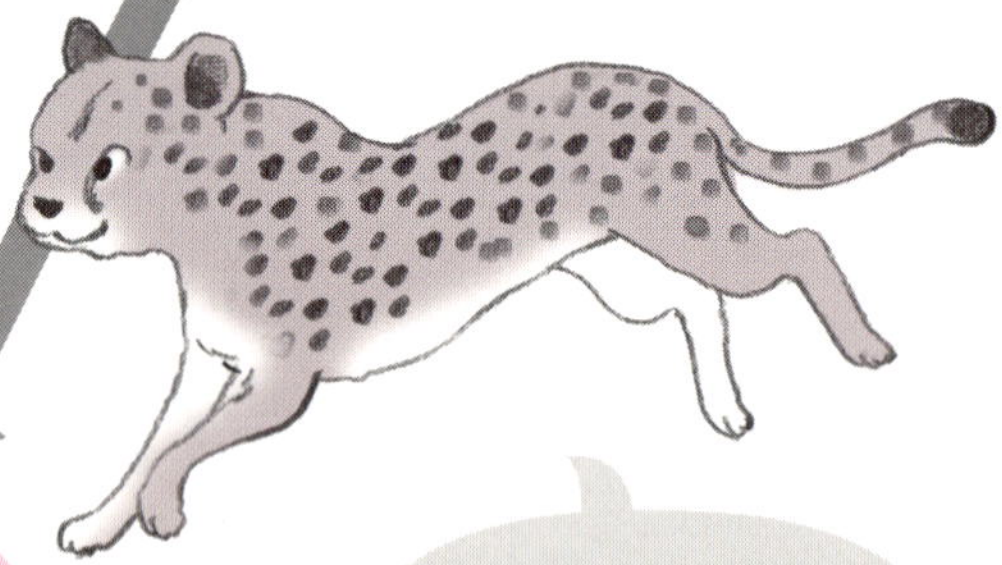

ステップ2

「混乱・怒り・拒絶」

認知症の症状が進むにつれて、家族中が振り回されるようになる。病気の理解が不十分なため、混乱し、いらだち、認知症の人を拒絶する。もっともつらい時期であり、心身の支えを必要とする。

ステップ1～3の期間を早く乗り越えていくこともできる

4つのステップがあると知っていれば、早くステップ4までたどりつくことができて、楽になる

ステップ4
「受容」

認知症のさまざまな症状と対面し、理解を深めていくと、次第に受け入れることができるようになる。認知症の人の心理を自分自身に投影し、あるがままの本人を受容する。

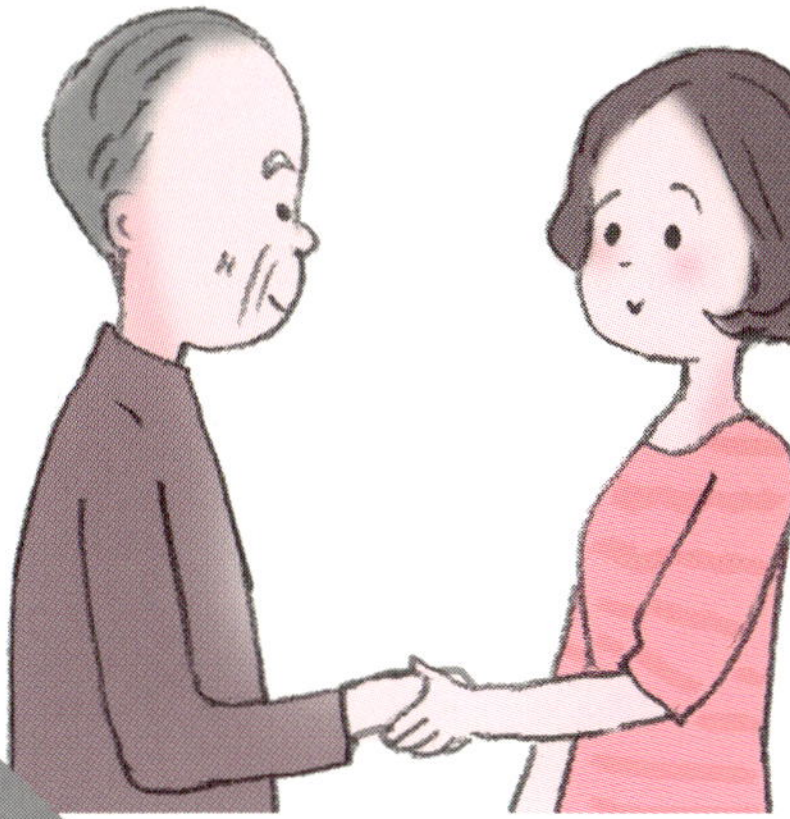

ステップ4になると認知症の人のよい点に目が向き、これからもともに暮らしていきたいと願う

やがて認知症をあたりまえに受け止める

親や配偶者などが認知症になったときは、だれでもとまどいます。混乱の中、先のみえないトンネルに迷いこんだような不安に捕らわれる人も多いでしょう。

介護者は、介護経験を重ねながら四つのステップをたどるといわれています。最初のとまどいから、もっともつらい時期を経て、認知症の人のありのままを、家族の一員として受け入れます。

これらのステップを経過するスピードは人や状況によって違います。できるだけ早く、苦しい段階を脱して受容のステップに至るコツは、認知症を正しく理解し、介護のコツを知ること。介護者が余裕を持てば、認知症の人と介護者の関係は質的に変わります。

ステップ3
「あきらめ または割り切り」

いらだちや拒絶をくり返すうち、家族は「いくら怒ってもしかたない」と、あきらめや割り切りの気持ちを持つようになる。しかし新たな症状が出てくると、ステップ2に逆戻りすることもある。

「私の病院につきあって」という

「認知症かも？」と感じたら、なるべく早く受診しましょう。ただし、本人の気持ちに十分に配慮して受診する必要があります。

自 尊心を尊重した治療を

「あなたは認知症かもしれない、病院へ行きましょう」と無理やり受診させるのは、本人のプライドを傷つけます。

受診

異変に気づいても そのことを理由にしない

本人は「自分は認知症にならない」と思っている。ごまかしたり、理詰めの説得をしたりするのはよくない。受診は精神科、神経内科が中心だが、近年は認知症専門外来も増えてきた。

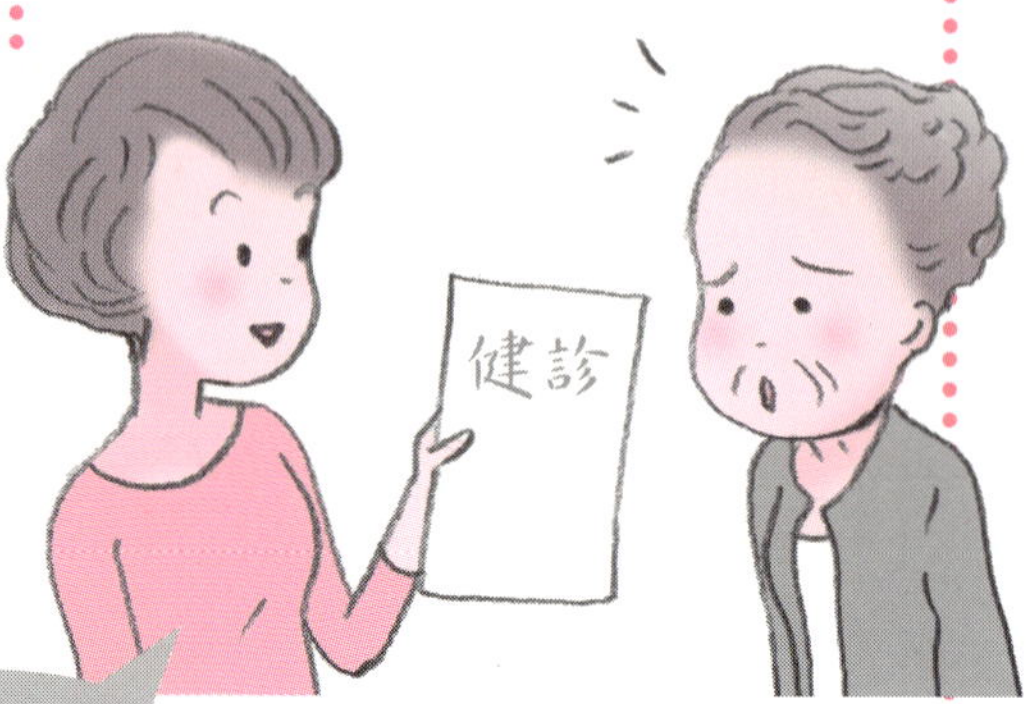

健康診断は長生きの秘訣ですよ

私の病院につきあってください

健康診断はみんな受けるものなので、などと誘うとよい

診断

病名の告知は慎重に

検査は画像検査と、知能テスト、問診が中心。診断がつくと、病名の告知がなされる。本人にどのように伝えるかは、そのときの状態や人となりに合わせる必要がある。

検査
- 画像検査（MRI、CT）
- 知能テスト
- 問診

→

診断
- 異常なし
- 軽度認知障害（MCI）
- 認知症（アルツハイマー型など）

↓

告知

知りたくなかった

わかってよかった

通院

なんでも相談し安心感を持てるようにする

本人の身体面の健康を保つためにも、通院は欠かせない。通院が難しい場合は往診を利用する。介護者も医師になんでも話せるようにしておきたい。

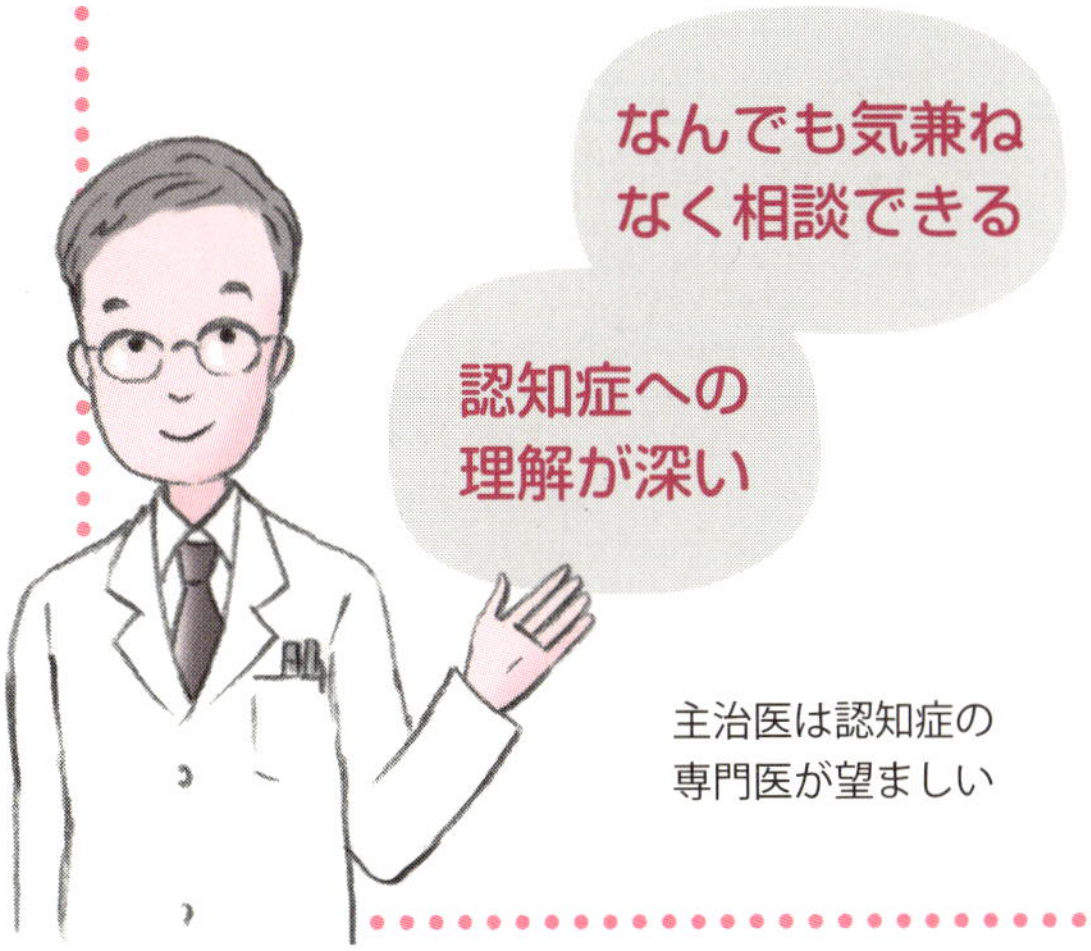
なんでも気兼ねなく相談できる
認知症への理解が深い

主治医は認知症の専門医が望ましい

治療

薬物療法とリハビリで進行を遅らせる

認知症自体を治療する薬はまだない。進行を遅らせる薬や、周辺症状に対応する薬を投与する。リハビリで脳を活性化させることも、進行を遅らせる手段のひとつ。

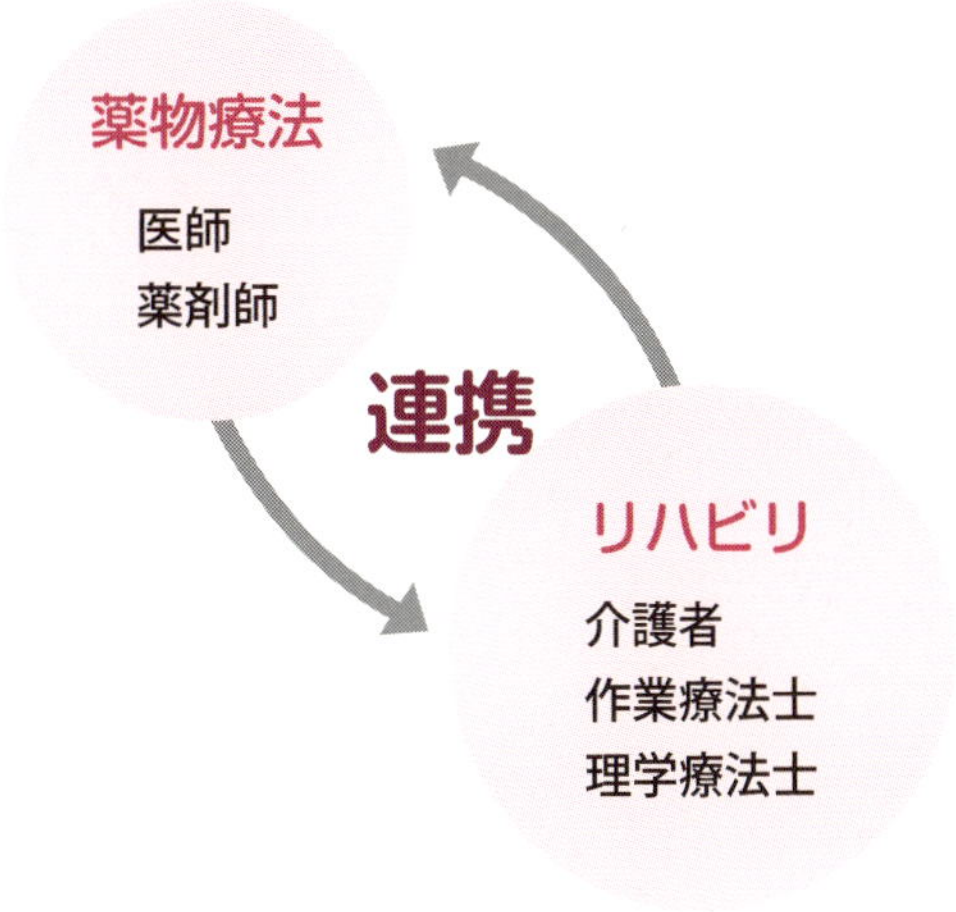
薬物療法
医師
薬剤師
連携
リハビリ
介護者
作業療法士
理学療法士

「認知症」という現実を知りたくない場合もある

認知症の人は「どこも悪くない」と思っています。ごく初期には、自分で異変に気づいていても、不安を抱えているために、頑なに受診を拒む場合もあります。

そうした本人の気持ちを汲み、「健康診断に行きましょう」など納得しやすい言い方で誘いましょう。場合によっては、ウソも方便。「私の病院につきあって」などと誘ってもいいでしょう。

信頼できる医師と密に連絡を取る

介護生活を通して、認知症の治療や体調の管理、生活上のアドバイス、介護保険を申請する際の主治医の意見書など、主治医は重要なキーパーソンです。日ごろから連絡を密にして、本人のことや、家族の状況などをよく理解してもらうことが大切です。

薬剤師と協力して服薬をささえる

知的な脳の機能が低下する認知症は、かならずといっていいほど服薬の困難が伴います。周囲は工夫して服薬をサポートしていく必要があります。

3 つの問題をみんなでサポート

服薬が困難だからといって、介護者が全面的に管理するのは適切ではありません。できるうちはなるべく本人に服薬させ、周囲の人がサポートしていきましょう。

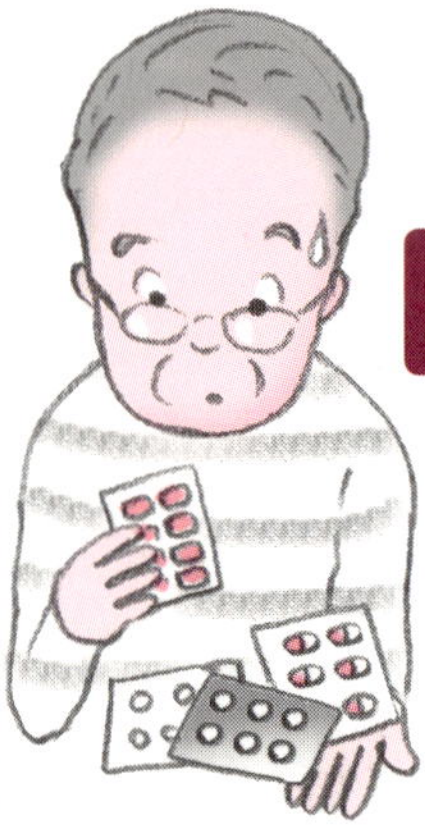

本人

3つの問題を抱える

- 医師の指示どおりに正しく服薬ができない
- 薬を飲んだことを忘れてしまう
- 薬を飲むことを嫌がる

加齢に伴い薬の種類が増えていき、ますます混乱する

服薬介助

連携

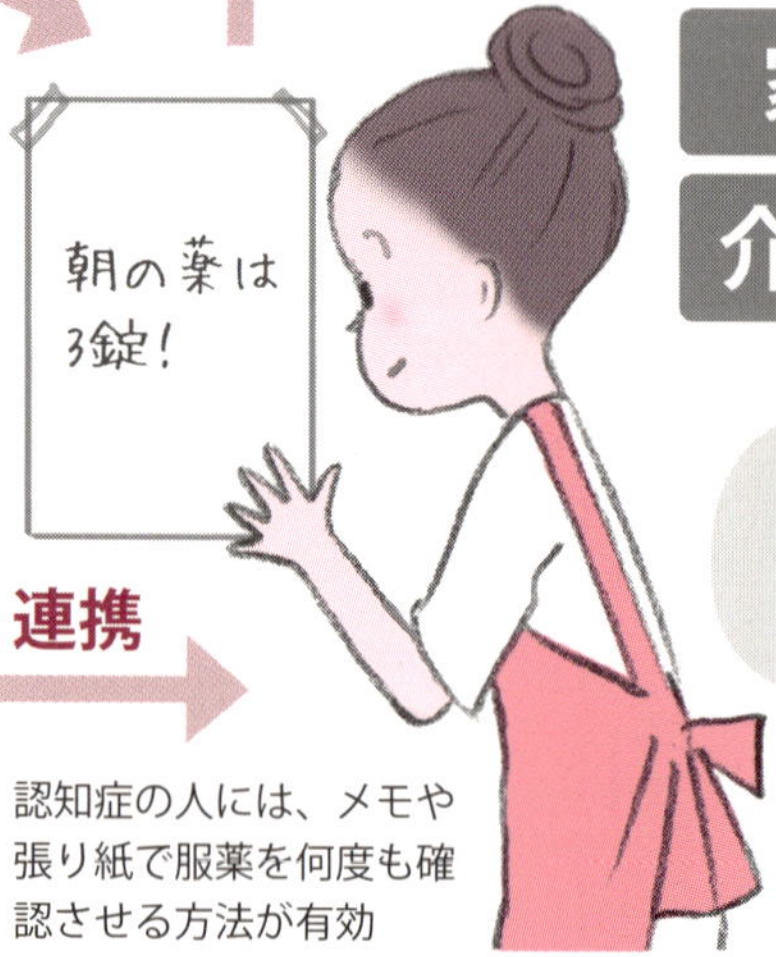

家族

介護者

- 服薬ボックスやお薬カレンダーを利用する
- 薬の意味を医師や薬剤師に確認する
- 電話やメモで確認を取る
- 服薬の促し方、飲ませ方を工夫する

連携

認知症の人には、メモや張り紙で服薬を何度も確認させる方法が有効

薬の情報や服薬の工夫は薬剤師に聞く

認知症の進行を遅らせ、周辺症状を改善するために、大切な薬。認知症の人では、服薬管理が大きな課題になります。対応に困ったら、薬剤師に相談しましょう。

たとえば、薬を飲んでくれないとき、薬によっては剤型を変える、食べ物に混ぜる、などの工夫ができる場合があります。一度に複数の薬を飲んでいる人は、一回分の薬を一包化してもらうのもよい方法。また、飲み忘れを防ぐために、お薬カレンダーを活用したり、デイサービスの利用時に服薬するなどの助言も得られます。

高齢者は薬効に個人差があるので、問題が現れたらすぐに医師や薬剤師に相談しましょう。

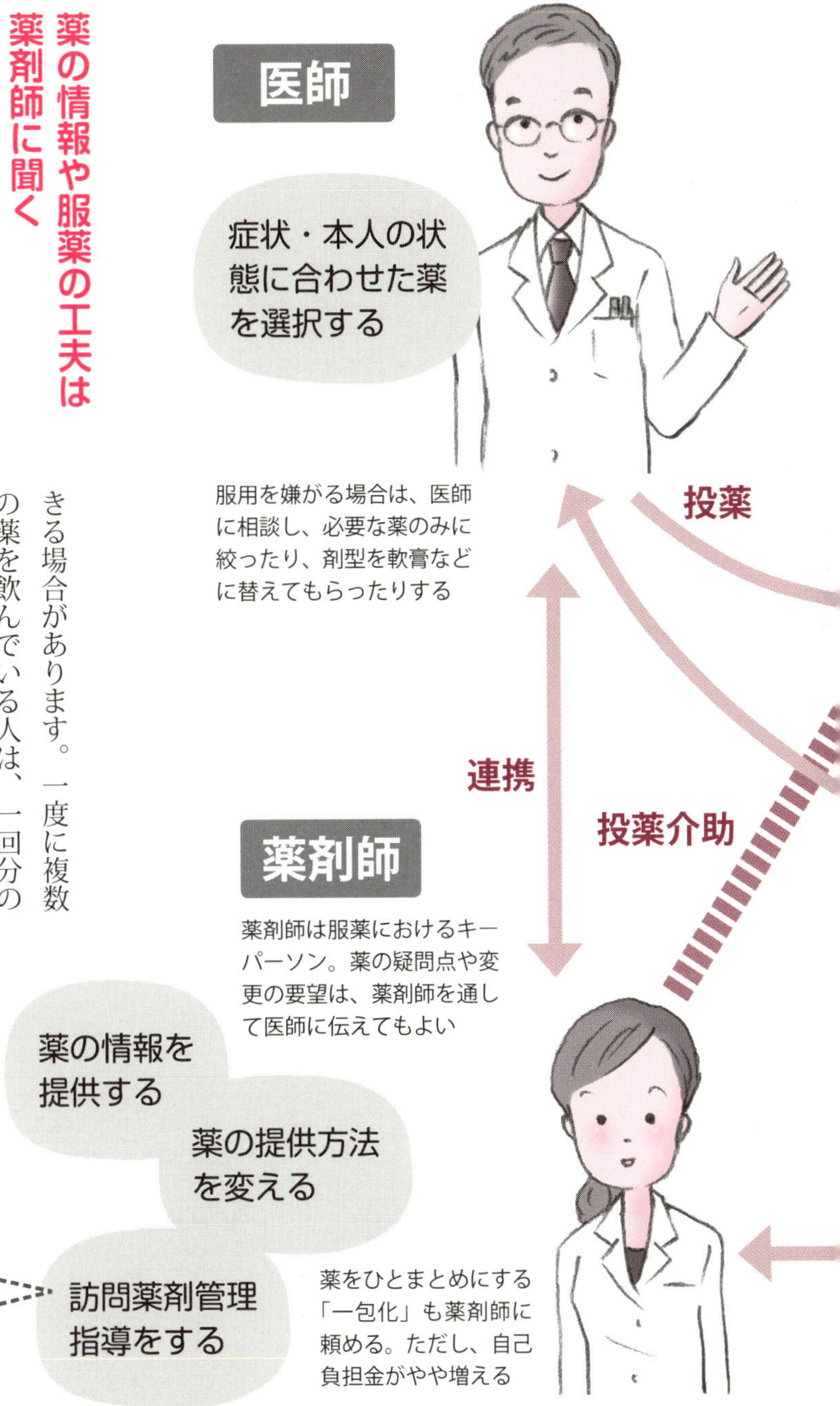
医師
症状・本人の状態に合わせた薬を選択する
服用を嫌がる場合は、医師に相談し、必要な薬のみに絞ったり、剤型を軟膏などに替えてもらったりする
投薬
連携
投薬介助
薬剤師
薬剤師は服薬におけるキーパーソン。薬の疑問点や変更の要望は、薬剤師を通して医師に伝えてもよい
薬の情報を提供する
薬の提供方法を変える
訪問薬剤管理指導をする
薬をひとまとめにする「一包化」も薬剤師に頼める。ただし、自己負担金がやや増える

訪問薬剤管理指導

医療・介護保険制度のひとつ。薬剤師が薬を自宅に配達し、残薬などを調べて服薬状況を把握。適切に服薬できるように工夫・指導する。１～３割の自己負担額が発生する。

趣味や役割を通じて症状を遅らせる

認知症を根本から治療することは、現段階ではできません。しかし、脳の使われていない部分を活性化させたり、残った機能を活かしたりすることはできます。

リハビリでもあり「生きがい」でもある

リハビリでいちばん大切なのは、本人が楽しめること。無理強いは、負の感情を抱かせるだけでいいことはありません。

リハビリにはいろいろな種類がありますが、これまでの人生経験をヒントにしながら、その人に合ったものを選びます。「生きがい」として楽しみながら続けることで、心の安定にもつながります。

リハビリは、ときには家族も気づかなかった一面を引き出すことがあります。ひとりの人格として理解や尊敬を深める機会にもなります。

「その人らしさ」を活かす

リハビリは認知症の進行をゆるやかにするだけのものではありません。その人らしさを発揮し、生活の質を高めるものでもあります。

昔の趣味を好まない場合もある

得意だったことができなくなると、自尊心が傷つく人もいる。

新しいチャレンジ

日ごろの様子などから、興味がありそうなことを勧める。手先が器用な人に、粘土でのものづくりを勧めるなど。

＋

昔からの趣味・役割

生活歴や今までの役割から、本人がやりたいことを探す。料理が得意な人なら炊事の手伝いなど。

これらをふまえて具体的に

特性や生活歴を活かして

「これは無理だ」「これならできる」という一方的な判断ではなく、日ごろの会話や生活歴から探っていく。

美術療法

手先の運動にもつながる

　絵画や立体作品の制作を通して脳を刺激する療法。臨床美術士が指導をおこなう場合もある。

音楽療法

ストレス解消にもよい

　多くの施設でおこなわれ、効果が高いとされる。合唱したり、簡単な楽器で合奏したりする。昔の歌を歌うことで記憶を呼び覚ます効果もある。

そのほかの療法

　動物とふれあう「アニマルセラピー」。香りを楽しむ「アロマセラピー」。簡単な読み書き計算をおこなう「学習療法」などもおこなわれる。

回想法

今までの体験をアウトプットする

　子どものころの食事や行事、道具など共通する体験についてグループで語り合う心理療法。昔の道具や写真、風景などをみると、話の内容がより膨らむ。自宅で家族に昔の話を聞いてもらうだけでもいい。

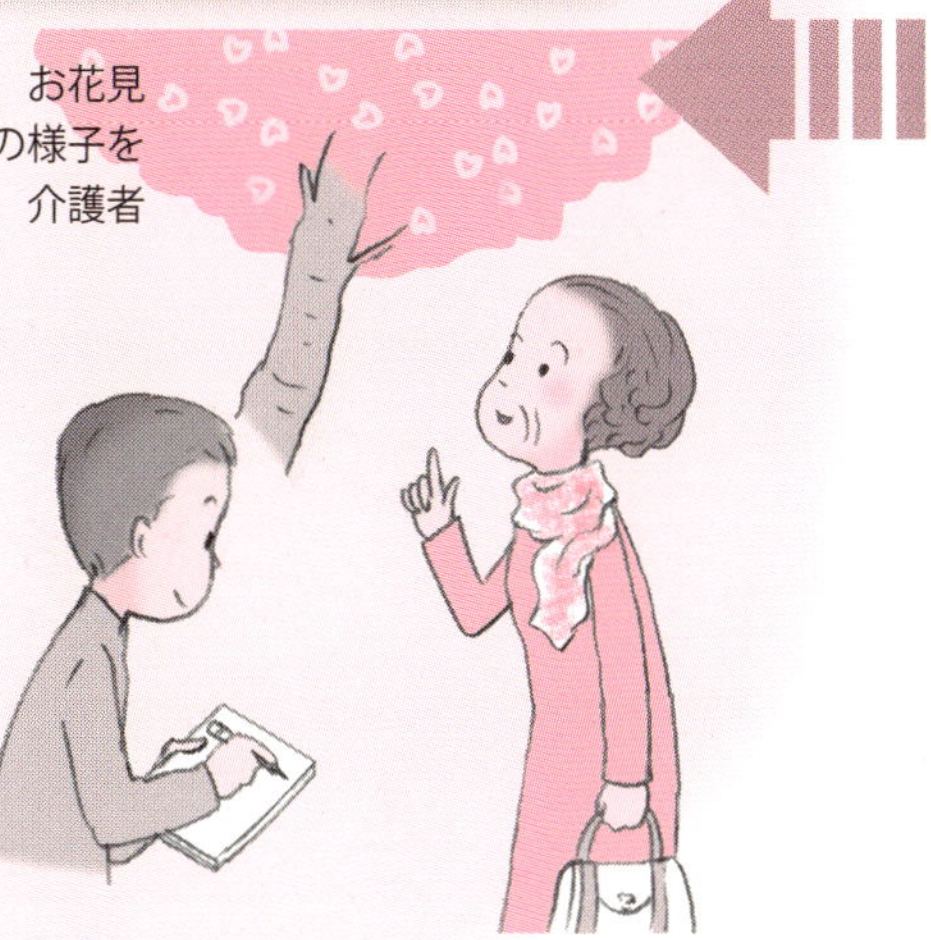

桜の時期には、お花見をしながら昔の様子を話してもらい、介護者はメモを取る

解説

車の運転はリハビリにならない

リハビリには向かない趣味もある

　リハビリは、本人が楽しめるものがいちばん。しかし、いくら趣味でも、車の運転はいけません。

　危険を予測し、すばやく正しい判断を下す能力が低下しているため、事故を起こす危険が高いのです。

運転はかならずやめさせる

　七五歳以上の人は、運転免許証の更新時に講習予備検査（認知機能検査）を受けます。認知機能が低下していても免許の更新はできますが、交通違反をしている人は、医師の診断書を提出します。認知症と診断された場合は、免許取消になります。

　事故を起こしてからでは遅いので、本人が嫌がっても運転はやめさせます。聞かない場合は医師から説明してもらうのも、ひとつの方法です。

介護にかかわる費用の悩みも見逃せない

認知症の人の介護を始めると、さまざまな悩みが起こってきます。費用に関することも、悩みのひとつです。

公的な制度を知る

認知症の人をささえる公的制度はなんといっても介護保険制度です。そのほかにもさまざまな支援があります。

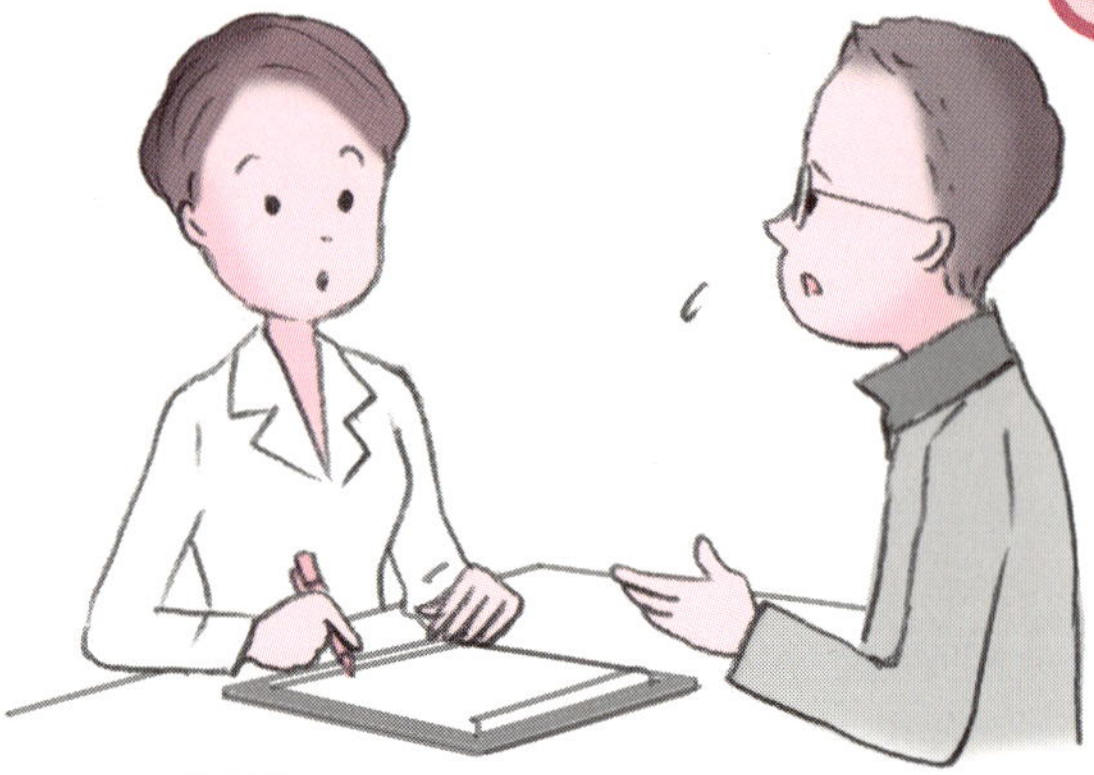

なにもかも家族で抱えず、公的な支援を利用しよう

相談する

家計を知られることに抵抗があるかもしれないが、家族で抱えても解決はできない。介護や福祉の専門職は、事情に合わせて解決方法を示してくれる。

行政の窓口

介護サービスを受けるための、申請補助や受理をおこなう。申請後に、介護の必要性を調査され、介護度が決まる。その介護度に合わせて、サービス内容や限度額が決まる。

地域包括支援センター

保健師、社会福祉士、主任介護支援専門員（主任ケアマネジャー）が、相談にのってくれる。行政の窓口で紹介してもらえるが、直接センターに行ってもいい。

精神保健福祉センター

心の病への支援を担当する機関。認知症など高齢者の精神保健の相談にも応じている。

このほか、民間の保険会社に相談できる人もいる。民間の生命保険や医療保険を契約した際に、「介護保障」を特約でつけていることもある。契約内容を確認してみよう。

出費がかさんだり、大きく収入が減ることも

介護には、医療費のほか、おむつや福祉用具の購入費、家族が遠方にすんでいる場合の交通費などの費用もかかります。一つひとつは低額でも、積み重なれば家計を圧迫しかねません。

また、介護をする人が仕事をやめた場合は、収入が激減します。

費用の面でも公的な支援がある

介護にかかわる費用面の悩みも、公的支援の利用で軽減できます。

介護保険を申請すれば、介護サービスを低額で受けられます。介護住宅改修や福祉用具を購入する場合にも、規定にしたがって費用が援助されます。働き盛りで発症する若年性認知症では、障害年金の受給が助けになります。

まずは行政の窓口で、申請のしかたなどを相談しましょう。

解説 介護を始めたら仕事は続けられない？

介護しながら働く人のために、介護休業や介護休暇、短時間勤務制度などがあります。しかし、長期的な介護をカバーするには十分とはいえません。その結果、介護で仕事を辞めざるを得ない「介護離職者」も増えています。

介護離職を損失と考えて、独自の工夫をしている企業もあります。その余裕がない企業では、時間休などを使って対応しているのが現状です。

だれでも当事者となりうる介護。職場の意識改革や支援態勢づくりが必要となっています。

制度を利用する

公的な制度については、こちらから積極的に情報を求める姿勢が必要。独自の支援をおこなう自治体もある。

介護保険制度

介護が必要になっても自立して生活していけるよう支援する制度。各種の介護サービスを１割負担で受けられる。

生活保護

生活に困窮する場合に、健康で文化的な最低限度の生活を保障し、自立を助ける制度。金銭援助や相談援助がおこなわれる。

障害年金

（☆若年性認知症の場合）

老齢年金支給年齢より下の場合、加入している年金の種別に応じて支払われる。このほか、若年性認知症の場合には、通院医療費の助成や就労支援のサービスなどもある。

自分の健康管理も忘れないで

介護者にいちばん気をつけてもらいたいことが「共倒れ」です。精神面や体力面など、疲れや不満は日ごろからためこまないようにしましょう。

ストレス発散の場をつくる

介護にはストレスや疲れ、不満がつきもの。それらを自覚し、発散することが必要です。

精神のケア

割り切る気持ちもアリ

認知症の人の世界は、決まり事や常識から外れた場所にある。考え方を変えてみる。

- 認知症の知識を得る
- 体験談を聞く

ストレスを発散できる場を持つ

公的制度を利用しても、心理的な負担はなかなか軽減されない。また、利用に対する罪悪感がある場合も。介護仲間や友人と話したり、趣味や仕事などの自分の世界を大切にする。

- 介護仲間をつくる
- 趣味や仕事を続ける

心配事を減らす

認知症の人のこと以外にも、家庭や仕事での心配はつきない。ひとりで抱えこまず、だれかに助けてもらうことも考えて。

- 人に頼る

自分だけで抱えこむのが大きなストレス

介護者の多くは、疲労や睡眠不足に悩んでいます。だれにも理解や協力を得られない、自分の自由な時間が持てない状況というのは、大きなストレスとなって、介護者にのしかかります。

共倒れになってしまう前に、対処しましょう。

体調のケア

体の使い方を覚える

介護者には腰痛や肩こりが多い。これらは無理な姿勢や筋肉の使い方が原因。介護者はあらかじめ、研修や講座などで、体の使い方を学んでおこう。

- 重心を安定させる
- てこの原理を使う
- 太ももの筋肉を使う

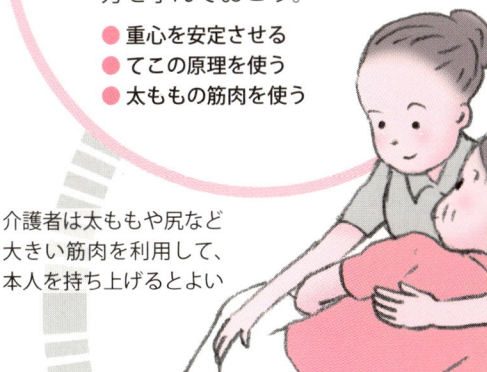

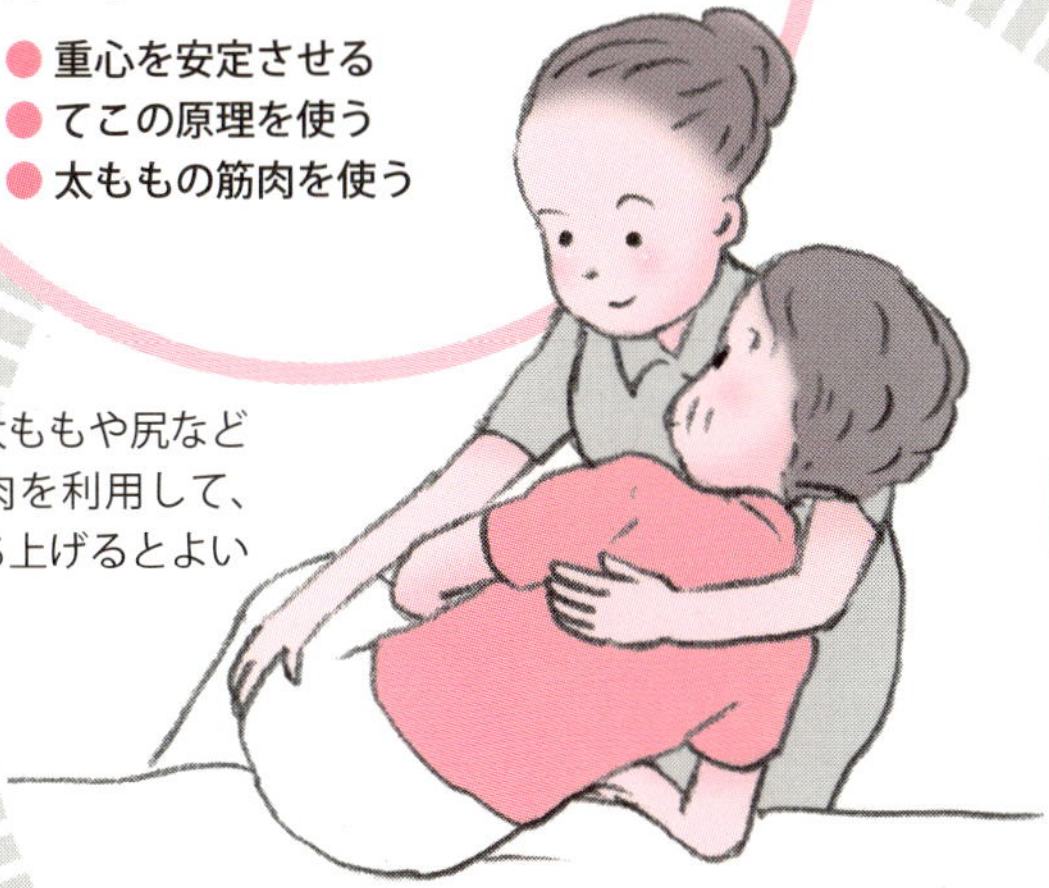

介護者は太ももや尻など大きい筋肉を利用して、本人を持ち上げるとよい

「自分は大丈夫」と考えない

「まだ大丈夫」「病気なんて無縁」という思いこみは危険。日ごろから生活習慣に気をつけ、体調の異変を無視しないようにしましょう。

生活リズムを整える

認知症の人と暮らしていると なかなか難しいことだが、自分の食事と睡眠には気を配りたい。

- 食事時間と量を一定にする
- 栄養バランスに気を配る
- 睡眠時間を確保する

持病の管理を怠らない

持病を甘くみず、じょうずにつきあう。健康な場合でも、年に一度はかならず健康診断を受けること。

- 服薬、通院を欠かさない
- 健康診断を受ける
- 自己管理をきちんとする

自分の心身も大切にし、限界も知っておく

介護者は、とかく自分のことは後回しにしがちです。よい介護のためにも、まず自分が健康であり、心の余裕を持つことが重要です。

そのためには、認知症の九大法則・一原則（→6ページ）、じょうずな介護の一二カ条（→52ページ）でコツをつかむこと。できることには限界があると知り、抱えこみすぎないことが大切です。

Column

いずれかけがえのない日々になる

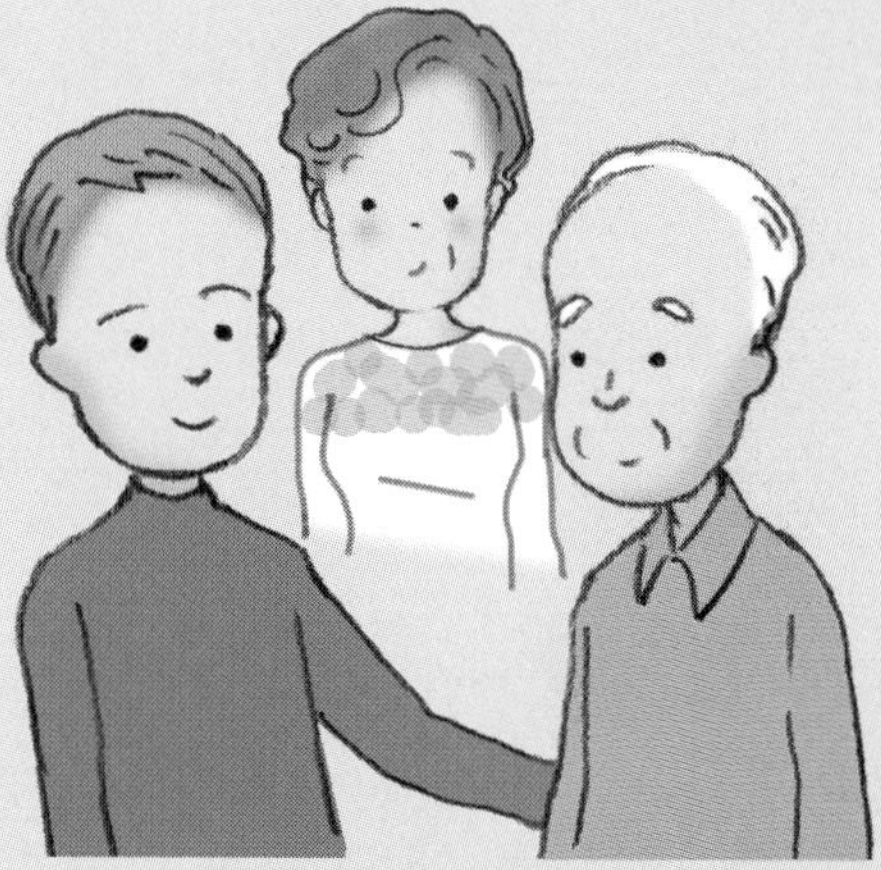

いつか振り返ったとき、
どんな日々もかけがえの
ない記憶になっている

第9法則を思い出す

老化のスピードは、普通の人より速い。

本人はどう思っている？

だれでも、人生の最期はよい感情で終わりたいはず。

数年後の自分はどう感じる？

本人のためももちろんだが、自分が後悔しないようにしたい。

苦しいときは……

認知症の人との生活には、かならず苦しいときがきます。でも、永遠には続きません。

たとえ今は苦しくても自分自身の糧になる

介護は先のみえないトンネルにたとえられますが、決して出口がないわけではありません。認知症の人の老化はそうでない人の二〜三倍速いのです。環境や介護のしかたによって違いますが、状態はどんどん変わります。

介護中は、認知症の症状に振り回される混乱の日々でしょう。しかし、そのなかにも、以前の人となりが顔を出し、気持ちが通じあえることがあります。たった一度の「ありがとう」が忘れられないこともあります。元気だったころの関係を振り返り、絆を結び直す人もいます。

介護にはかならず終わりが来ますが、終わってしまってからでは何もできません。介護の日々が、いつか自分自身の糧になると考えて、今できることに向き合っていきましょう。

■ 監修者プロフィール

杉山孝博（すぎやま・たかひろ）

1947年愛知県生まれ。川崎幸クリニック院長。公益社団法人認知症の人と家族の会全国本部の副代表理事、神奈川県支部代表。公益社団法人日本認知症グループホーム協会顧問。公益財団法人さわやか福祉財団評議員。東京大学医学部附属病院で内科研修後、川崎幸病院で地域医療に取り組む。1998年、同病院の外来部門を独立させて川崎幸クリニックを設立し、院長に就任、現在に至る。主な著・監修書に『認知症の９大法則 50症状と対応策』（法研）、『介護職・家族のためのターミナルケア入門』（雲母書房）、『認知症の人のつらい気持ちがわかる本』（講談社）など多数。

編集協力
坂本弓美
オフィス２０１

カバーデザイン
相京厚史
（next door design）

本文デザイン
南雲デザイン

本文イラスト
小林裕美子

健康ライブラリー　スペシャル

認知症《にんちしょう》の人《ひと》の
不可解《ふかかい》な行動《こうどう》がわかる本《ほん》

2014年12月８日　第１刷発行

監修	杉山孝博（すぎやま・たかひろ）
発行者	鈴木 哲
発行所	株式会社 講談社 東京都文京区音羽２丁目-12-21 郵便番号　112-8001 電話番号　出版部　03-5395-3560 販売部　03-5395-3622 業務部　03-5395-3615
印刷所	凸版印刷株式会社
製本所	株式会社若林製本工場

N.D.C.493　98p　21cm

ISBN978-4-06-259690-9

■ 参考文献・参考資料

社団法人 呆け老人をかかえる家族の会
『痴呆の人の「思い」に関する調査』

杉山孝博著『改訂認知症介護の理解と介護――
認知症の人の世界を理解しよい介護をするために――』

杉山孝博監修『認知症の人のつらい気持ちがわかる本』
（講談社）

杉山孝博著『家族が認知症になったら読む本』
（リヨン社）

杉山孝博著『認知症の９大法則 50症状と対応策』
（法研）

杉山孝博監修『よくわかる認知症ケア』
（主婦の友社）

本間昭、六角僚子著
『介護に役立つ！　やさしくわかる認知症ケア』
（ナツメ社）